AF462129

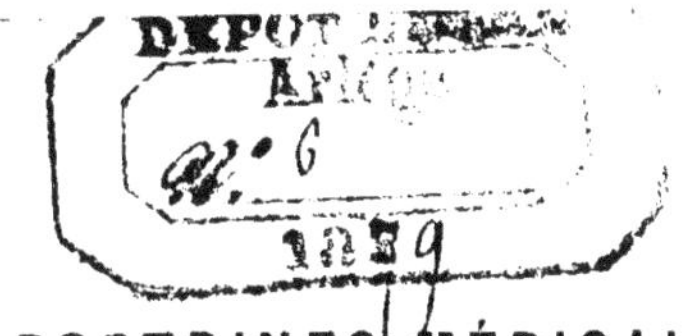

HISTOIRE DES DOCTRINES MÉDICALES

PARACELSE

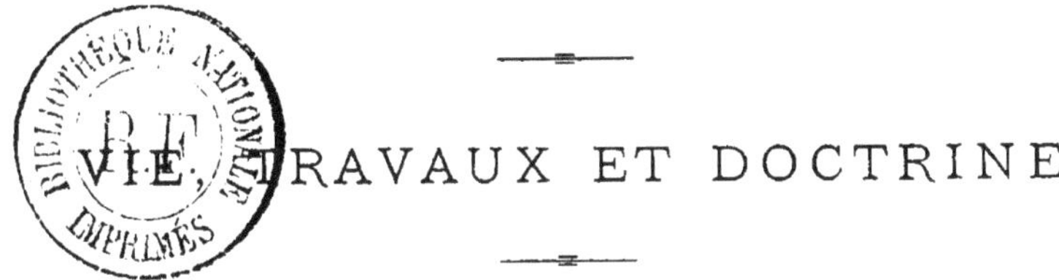

VIE, TRAVAUX ET DOCTRINE

Par le docteur BORDES-PAGÉS

MÉDECIN-INSPECTEUR DES EAUX D'AULUS
ANCIEN CHEF DE CLINIQUE MÉDICALE DE LA FACULTÉ DE MÉDECINE
DE MONTPELLIER
MEMBRE DU CONSEIL GÉNÉRAL DE L'ARIÈGE

FOIX
TYPOGRAPHIE ET LITHOGRAPHIE POMIÈS
—
1878

Vos me sectabimini, tu Avicenna, tu Galene... vos dico Parisienses, vos Monspelienses, vos Viennenses, vos quotquos Danubius aut Rhenus alit, vos quos insulæ maritimæ claudunt ; tu etiam Italia, tu Dalmatia, vos Athenæ, tu Grœce, tu Arabs... ego monarcha ero... Vos calefactores... caminos purgabitis. PARACELSUS.

« Vous me suivrez, toi Avicenne, toi Galien... vous de Paris, vous de Montpellier, vous de Vienne, vous tous que nourrit le Danube ou le Rhin, vous que renferment les îles de la mer ; toi Italie, toi Dalmatie, toi Athènes, toi Grec, toi Arabe.... je serai votre monarque.... vous nettoierez mes fourneaux. »

C'est Paracelse qui ouvre l'ère médicale moderne. Il apparut vers la fin du moyen âge, au moment où les luttes de la barbarie commençaient à céder la place aux conquêtes de l'intelligence. Cette époque est l'âge héroïque de la science ; la fièvre de la nouveauté exaltait toutes les têtes, et chaque pas était un prodige. Une espèce de visionnaire (comme on l'appelait d'abord) venait de découvrir l'Amérique ; un autre avait trouvé la route des Indes ; un autre devinait le vrai système astronomique ; un autre créait l'algèbre ; un autre inventait l'imprimerie. Paracelse prit rang parmi ces hommes célèbres, et il n'en est pas le moins extraordinaire. Il posa les fondements de la chimie, et, créant une thérapeutique nouvelle, il opéra en médecine une véritable révolution. Beaucoup de novateurs qui depuis ont acquis du renom, n'ont fait que développer quelqu'une des idées hardies qu'il a répandues dans ses écrits incultes et fougueux.

Ce médecin bizarre est un esprit tout à fait hors ligne. Tantôt mystique singulier, tantôt expérimentateur habile, souvent poète, quelquefois métaphysicien fort abstrait, on ne sait ce qui doit le plus étonner, ou de sa sagesse, ou de son extravagance. Amant fanatique de sa propre science, il ne reconnaît ni maîtres ni autorités, sinon les écritures sacrées et le grand livre de la nature, qu'il interprète à sa façon. Il se jette, comme par plaisir, au milieu des questions les plus ardues, et y cherche un jour nouveau, à l'aide d'une imagination des plus vigoureuses. Ce n'est point un démolisseur de doctrines, un sceptique, un *amasseur de nues,* comme Rabelais, Montaigne ou Bayle : c'est, au contraire, le croyant le plus ardent, le dogmatique le moins indécis. Quand il attaque la médecine de Galien, ce n'est pas pour faire gratuitement des ruines ; il rencontre sur son terrain ce vieil échafaudage qui le gêne, il le soulève par sa base, et le couche sur le sol en utilisant quelques bonnes pierres qui peuvent s'y trouver. Il croit à l'immutabilité de la vraie médecine ; seulement il veut extraire de l'ancienne « le nerf et la moelle », et découvrir par des voies nouvelles toute la profondeur de ses fondements ; et il creuse si avant, que personne peut-être n'a encore bien sondé le fond de son système.

Jamais savant n'a excité contre lui plus de tempêtes. Pendant que des enthousiastes le portaient jusqu'aux nues, que des cités l'accueillaient avec transport, qu'il recevait les encouragements les plus flatteurs de quelques hommes illustres, les académies, les universités médicales, et ce vulgaire toujours prêt à outrager ou à applaudir ce qu'il ne connaît pas, le poursuivaient de leur haine et de leurs injures. Aujourd'hui, les sentiments sont encore très-partagés sur la véritable portée de cet homme étonnant. La plupart des modernes, rebutés dès les premières pages de ses écrits, l'ont traité avec beaucoup de légèreté. On croit avoir tout dit quand on a raconté quelques-unes de ses excentricités ou cité quelques textes mal interprétés. Mais il est évident qu'un homme sans valeur ne remue pas comme lui tout son siècle, qu'il n'a ni tant d'amis ardents ni tant d'ennemis implacables.

Nous verrons, par l'exposé de quelques-unes de ses idées, ce qu'il faut penser de Paracelse, et quel rang doit occuper son système dans l'histoire des doctrines médicales. Disons d'abord quelques mots sur sa vie.

§ I

VIE ET TRAVAUX DE PARACELSE.

Philippe-Auréole-Théophraste Bombast, plus connu sous le nom de *Paracelse* qu'il se donna, selon la mode des savants de cette époque, naquit en 1493, à Einsiedlen, en Suisse, près de Zurich. Il était fils de Guillaume Bombast de Hohenhein, licencié en médecine. Ses ennemis ont prétendu que son orgine était incertaine (1) ; mais des pièces authentiques très-précises, publiées à la fin de ses œuvres dans l'édition de Genève, ne laissent plus aucun doute sur ce point. Son père lui donna les premières leçons de médecine et de chimie, et le fit instruire avec soin. Des moines qui s'occupaient de pyrotechnie l'initièrent à leurs opérations.

Le jeune étudiant visita les différentes universités d'Allemagne et prit le grade de docteur. Mais, peu satisfait des doctrines régnantes, il tourna surtout sa curiosité du côté des préparations de la métallurgie, qu'il voulut faire servir au traitement des maladies. C'est lui qui, le premier, a eu la gloire d'appliquer aux corps vivants les propriétés médicinales des minéraux, et on verra à quelles idées philosophiques il rattachait cette grande innovation.

D'éclatants succès couronnèrent ses efforts. « Paracelse a tant fait pour tirer les remèdes des métaux que la médecine semble née de lui » dit un des plus illustres savants de l'époque (Ramus). Le pharmacologue Duchesne (Quercetanus) prétend que Paracelse avait à cet égard une sorte de divination.

Esprit inquiet, indomptable, sans repos, il aimait à voyager pour s'instruire ; il parcourut la plupart des contrées de l'Europe, et, se mêlant à des bandes de

(1) C'est, dit Eraste, un fils de la terre ou du Tartare, à la manière d'un certain Merlin : *Terræ vel Tartari videtur filius instar Merlini cujusdam fuisse.* (Disputat. de medic. nov. Philippi Paracelsi pars prima, p. 237.)

Tartares, il alla, dit-on, jusqu'en Orient. Il recherchait surtout les alchimistes, et il cite avec plasir le nom de tous les maîtres qu'il a eus. Il fréquentait aussi les gens du peuple, les vieilles femmes, les gardeurs de recettes, les bourreaux mêmes.

A Bâle, sur l'invitation de quelques personnages, il ouvrit un cours public de chimie, le premier qui ait été fait en Europe. Il parlait plusieurs heures de suite, au milieu d'un auditoire immense, attiré par sa réputation et par la nouveauté de ses idées. La jalousie et la haine s'accroissaient en raison de ses succès. Un chanoine, abandonné de tous les médecins, lui offrit cent florins s'il voulait le guérir. Paracelse opéra cette cure d'une manière tellement prompte, que son client crut n'avoir pas été assez malade pour être obligé de tenir sa promesse. L'affaire fut déférée aux tribunaux, qui s'en remirent à la décision des médecins. Ces charitables confrères estimèrent qu'à petit travail convenait petit salaire, et on refusa à Paracelse la somme convenue. Celui-ci, outré de colère, s'emporta contre les magistrats. Forcé de quitter Bâle, il secoua sur cette ville ingrate la poussière de ses souliers, et recommença sa vie errante. Un de ses disciples le suivit : c'était Oporin, qui quitta sa femme et ses enfants dans l'espoir d'apprendre de Paracelse les secrets du métier. Il fut deux ans son secrétaire intime ; puis, mécontent, il passa du côté de ses ennemis et abreuva son maitre d'amertume. C'est lui qui raconte que Paracelse était pris, la nuit, d'accès de fureur ; que, saisissant alors son épée, il en frappait les murailles, et que lui-même, Oporin, trembla plusieurs fois pour sa vie. Il le représente prodigue à l'excès, sans souci du lendemain, faisant faire tous les mois un habit neuf, ayant donné l'autre au premier indigent venu, vidant sa bourse jusqu'à ne pas se réserver une obole, et la montrant bientôt remplie de nouveau, de sorte qu'on ne savait d'où lui venait tant d'or. Ses fourneaux étaient constamment allumés; il fesait cuire sans cesse quelque alcali, quelque sublimé, l'huile d'arsenic, le safran de mars, l'opodeldoch, etc. Oporin faillit être suffoqué par les vapeurs de ce laboratoire toujours fumant. Le laudanum de Paracelse était comme des crottes de rat; c'était sa pièce de réserve, il ne le donnait que dans les cas extrêmes. Un pareil homme devait passer pour un magicien dangereux; il se prêtait lui-même à cette opinion; il fit un jour une peur horrible à Vetter, qui fut aussi son compagnon, en le menaçant d'appeler un bataillon de diables. Voilà ce que dit Oporin (1). Il faut ajouter, pour être vrai, qu'après la mort de Paracelse, l'ingrat disciple déplora la publicité donnée à sa lettre et reconnut ses torts et son injustice à l'égard de son maître.

Outre la médecine et la chimie, Paracelse s'occupait encore d'opérations chirurgicales; son grand traité de chirurgie est même le seul de ses ouvrages qu'on ait traduit en français, en faveur des barbiers-chirurgiens, qui n'entendaient pas la langue latine. C'est pour un motif semblable que L. Joubert traduisit la grande chirurgie de Guy de Chauliac, au grand scandale des docteurs latinisants.

Dans les portraits qu'on nous a laissés de Paracelse, on le voit sec et maigre, avec de courtes mèches de

(1) Voir la lettre d'Oporin écrite à Veïer, ennemi de Paracelse, et publiée par Sennert.

Sennerti opera, in f°, t. I., p. 926-927

cheveux frisés autour de la tête, chauve en haut, l'œil vif, le nez assez court, un peu de barbe hérissée. Il y a dans son ensemble quelque chose du squelette ; on dirait que le feu intérieur a calciné cet homme.

Ses ennemis prétendent qu'il n'aimait pas les femmes ; ils supposent qu'il avait été dans son enfance maltraité comme Abélard (1). Ils conviennent que, jusqu'à l'âge de vingt-cinq ans, il fut d'une telle sobriété, qu'il s'abstenait entièrement de vin ; mais ils disent qu'ensuite il s'adonna avec passion à l'intempérance, s'attablant la nuit avec des paysans et des cochers, buvant en vrai Suisse, s'endormant sur un banc, conservant à peine pendant quelques heures sa liberté d'esprit, et cependant faisant des cures admirables. Ils lui ont reproché son ignorance des livres anciens, l'obscurité et la bizarrerie de son langage, son mépris pour la logique, ses contradictions, sa mort subite et prématurée, quoiqu'il prétendît posséder le secret de se rendre immortel.

Beaucoup de ces reproches sont sans fondement. Il connaissait le latin, puisqu'il a professé en partie dans cette langue ; ses attaques contre les galénistes prouvent que leurs livres ne leur étaient pas étrangers ; il parle avec éloge d'Hippocrate, avec lequel il a beaucoup d'idées communes. Il est vrai qu'il avait un souverain mépris pour la logique des scolastiques, qu'il trouvait peu propre aux découvertes, et à laquelle il préférait l'observation de la nature. Quand on reprochait à la nouvelle école la bizarrerie et la nouveauté de son langage, elle demandait aux scolastiques si leurs mots de *pétréité*, *d'individuifique*, *d'identitatif*, étaient beaucoup plus harmonieux et plus

(1) Accidentellement, par le fait d'un porc ou d'une oie *(injuriâ suis vel anseris)*.

clairs. Du reste, les adversaires de Paracelse ont très-souvent dénaturé le sens de ses expressions fortement figurées ; ils les ont quelquefois parodiées ou exagérées.

Mais il faut convenir que, de son côté, il ne se pique pas beaucoup de clarté ni de méthode ; c'est un torrent débordé et presque constamment en fureur contre les médecins galénistes. Il s'enveloppe souvent d'un langage obscur et mystérieux. Rappelons-nous qu'il était l'élève de ces alchimistes qui dérobaient au public, avec le plus grand soin, le secret de leurs opérations et de leurs signes. Dans ces temps rudes, tous les arts, toutes les professions formaient des corporations et des confréries où les adeptes étaient rigoureusement distingués des profanes. Les navigateurs ne firent-ils pas très-souvent un mystère de leurs découvertes? Aigri par ses persécuteurs, Paracelse dit lui-même qu'il ne veut être entendu que des siens, et non d'un vulgaire sourd et impie, ne voulant pas jeter aux chiens le pain des enfants (1). On verra cependant que son système apparait assez bien, et qu'il est plus intelligible et plus conséquent qu'on ne l'a prétendu.

Il est vrai que, dans plusieurs endroits, il paraît se contredire. Mais quel est l'auteur qui, dans une science comme la médecine, n'a pas à présenter, sur bien des questions, des solutions différentes ou opposées? Paracelse explorait un terrain tout nouveau ; il n'est pas étonnant que l'emportement de son imagination l'ait souvent entraîné au-delà de l'exacte mesure, quand surtout ses ennemis l'aiguillonnaient de tout côté. Il s'est aussi glissé dans ses ouvrages beaucoup

(1) *Archidox*, lib. 1.

d'altérations. Il publia peu d'écrits de son vivant, craignant que la malice de ses ennemis ne poursuivît ses œuvres jusque dans les imprimeries. Il laissa ses manuscrits dispersés en différentes mains, en sorte que la cupidité, l'envie et l'ignorance en ont corrompu plusieurs passages, ou lui en ont attribué de faux. Un assez grand nombre de traités qu'il indique n'ont même jamais vu le jour. Que doit-on faire dans ces cas ? Il faut juger un auteur d'après les écrits qu'il a lui-même avoués, et chercher sa véritable pensée d'après l'ensemble des passages où il est le plus d'accord avec lui-même.

Bacon a durement traité Paracelse. Mais qui trouve grâce devant le superbe chancelier ? Il a voulu transporter dans la science son rôle d'accusateur public, et il l'a fait avec toute l'hyperbole et la rudesse du métier (1). Les philosophes sont des violateurs d'âmes (*stupratores animorum*) ; Aristote est le plus mauvais des sophistes (*pessimus sophista*), qui n'a construit que des toiles d'araignée ; Ramus, son adversaire, est la teigne des belles-lettres (*perniciosissima litterarum tinea*) ; les Scott et les d'Aquin ne sont que des impudents ; Platon est un railleur élégant, un poète boursouflé, un théologien à la tête dérangée, aussi stupide et vil que scélérat en religion. Cicéron, Senèque et Plutarque ne valent pas mieux. Galien est un esprit étroit et un vain bavard (*vanissimum causatorem*). « O canicule ! ô peste ! dit-il à ce dernier, ton indignité ne vaut pas la peine que je m'arrête à toi ; emmène aussi tes complices, les Arabes... » Fernel est de la race détestable des faiseurs de nomenclatures... Hip-

(1) *Temporis partus masculus*, cap. 2.

pocrate est un demi-sophiste, à l'œil stupide devant l'expérience. « Qui ne rirait, dit-il, quand Galien et Paracelse s'empressent de s'abriter sous l'autorité d'un pareil homme, comme à l'ombre d'un âne ?... »

Mais Paracelse, à la tête de la cohorte des chimistes, lui paraît mériter par son audace une attaque particulière. Il apostrophe donc ce rival d'Epicure et l'accuse d'avoir, par ses spécifiques, déchiré l'unité de l'univers, surpassé Galien en mensonges, et pollué les choses saintes en les mêlant aux profanes. « Les autres n'avaient été que déserteurs de l'expérience ; toi, Paracelse, tu l'as trahie, et, tout en invoquant la lumière de la nature, tu en as corrompu les sources... Enfant adoptif des ânes, heureux d'avoir trouvé Séverin pour polir ton langage ! »

On pouvait objecter à ce magnifique avocat que Paracelse avait, avant lui, rappelé à grands cris les hommes aux vérités expérimentales. Soit, dit-il (1), mais parce qu'un sanglier a tracé par hasard avec sa hure la lettre A sur la terre, faut-il le croire capable d'écrire une tragédie ?

Cependant Bacon consent à accepter Paracelse pour son précurseur et son hérault... Tel était le style emphatique et bizarre du temps. Il faut arriver à Descartes et à l'école française, pour trouver enfin, dans les discussions des savants, la simplicité, la clarté et la décence qui doivent y régner.

Rien n'égale la violence des disputes qui s'élevèrent entre la nouvelle et l'ancienne école, du vivant même de Paracelse. Qu'on se figure, d'une part, ces graves et solennels scolastiques, forts de l'autorité de Galien

---

(1) *Ibid.*, § 15.

et d'Aristote, qu'ils savaient presque par cœur, et dont ils vénéraient les livres comme sacrés, jouissant d'ailleurs de toute la considération publique; et, de l'autre, cet insolent souffleur de cendres, ce vagabond, ce distillateur impudent qui se disait leur maître, brûlait les livres de leur culte, les accablait de ses ironies sanglantes, et guérissait par des moyens inconnus leurs malades les plus désespérés : quel conflit ne devait pas s'élever! Aussi qu'on lise les écrits de Courtin de Paris, de Craton, mais surtout ceux de Thomas Eraste, médecin de l'empereur d'Allemagne et savant distingué, très-versé dans la littérature médicale ancienne, et par cela même ennemi mortel de Paracelse; on y verra proférés à chaque instant contre lui les noms de blasphémateur, d'impie, de bête féroce, de suppôt du diable, digne du bûcher, et ceux d'ivrogne, d'ignorant, de charlatan, d'homme en délire.

Paracelse rendait à ses ennemis outrage pour outrage. La patience et la modestie n'étaient pas ses premières vertus. Mais au fond il s'emporte plutôt contre les doctrines que contre les personnes. « Ce qui m'a arraché cet écrit violent, dit-il dans un endroit (1), c'est de voir le mépris que l'on fait de ce qui est cependant le fondement de tout. »

L'efficacité de ses remèdes chimiques et son habileté à les préparer lui inspiraient pour les galénistes le plus profond dédain. « Ma tête chauve et nue sait des choses plus sublimes qu'Avicenne et toutes vos académies. Produisez-vous, montrez qui vous êtes, quelle est votre valeur. Il y a même des femmes docteurs qui se sont mêlées de m'attaquer!... louves

(1) *Fragmenta medica Paragrani.*

et serpents !... Mais votre médecine va tomber. La cognée est à la racine de l'arbre... »

La Faculté de Paris l'avait appelé un Luther. « Non, s'écrie-t-il, je ne suis pas Luther; je suis Théophraste, que par dérision vous avez appelé à Bâle *Caco-phraste*. Je suis plus que Luther (qui n'était que théologien), je connais la médecine, la philosophie, l'astronomie, l'alchimie. Luther n'est pas capable de délier le cordon de mes souliers. »

Cette intempérance de langage, qui nous scandalise aujourd'hui, était, comme nous avons dit, familière à cette époque : les savants, comme autrefois les orateurs du Forum, s'adressaient réciproquement les injures comme les éloges les plus exagérés ; des professeurs éminents de Paris appelaient le restaurateur de l'anatomie, Vésale, un *Vesanus* ou insensé, et Harvey, qui avait découvert la circulation du sang, un *circulator* ou charlatan.

Ce qui prouve que ces violences tenaient plutôt au siècle et aux circonstances qu'aux hommes mêmes, c'est qu'après la mort de Paracelse, les débats entre les chimistes et les galénistes continuèrent sur le même ton.

« Loin de nous, disaient ceux-ci, ces charbonniers puant le soufre, ces noirs compagnons de Vulcain, ces affreux Cyclopes, dont la hideuse figure, à elle seule, porte la terreur et la mort ! — Les tâte-pouls galénistes, disaient les autres, se croient les fils de la poule blanche, ils sont brillants dans leur mise, musqués et ambrés : on dirait des Apollons, dont la beauté et l'abord seuls vont rendre la santé aux malades ; mais sous ce masque, sous ces dehors pompeux, se cachent la mort et de tristes ossements (1). »

---

(1) Voir Gérard Dorn, *Fasciculus Paracelsicæ medicinæ veteris et non novæ*. Francfort-sur-Mein, 1681.

Et ailleurs : « Race de païens, vous n'êtes que des cuisiniers avec vos laitues et vos cataplasmes; nous, nous employons les forces vives, cachées dans les métaux... Comme la neige n'ébranle pas les Alpes, ainsi vos outrages n'ébranlent pas nos doctrines. »

Paracelse fut frappé à Salsbourg d'une maladie mortelle. Quelques personnes soupçonnèrent ses ennemis de l'avoir fait empoisonner. Et comme un si grand alchimiste se serait joué des poisons ordinaires, le bruit se répandit qu'on lui avait fait prendre de petits fragments de diamant, qui avaient perforé ses entrailles. Van Helmont ne partage pas cette opinion ; il pense que les émanations délétères, arsenicales et autres, au milieu desquelles vivait ce manipulateur intrépide, que ses travaux excessifs, son intempérance, ses luttes passionnées, suffisent pour rendre compte de sa fin prématurée (1). Quoi qu'il en soit, il est certain que ses ennemis triomphèrent de voir périr si jeune cet homme qu'ils disaient s'être vanté de pouvoir se donner l'immortalité au moyen d'une panacée. Que cette dernière saillie soit échappée à Paracelse, c'est possible. Il dit au moins quelque part (2) qu'il choisira son temps pour mourir. Mais il suffit de parcourir ses écrits pour voir qu'il y parle très-souvent de la nécessité d'un terme à la vie terrestre.

Le 21 septembre 1541, il fit son testament (3),

(1) J.-B. Van Helm., p. 625.

(2) *Fragmenta medica Paragrani.*

(3) Voici un extrait de ce testament :
Au nom de Dieu, ainsi soit-il..... L'an 1541, et le jour de saint Mathieu, 21 septembre, vers midi, la septième année du pontificat du très-saint père Paul III, devant moi, notaire public, et les té-

dans lequel, après avoir recommandé son âme à Dieu, il fit des legs à ses parents, à ses amis, à ses exécuteurs testamentaires, et voulut qu'on donnât aux pauvres de l'endroit le reste de ce qu'il possédait. Il laissa ses manuscrits à André Wendl, chirurgien de Salsbourg, et mourut trois jours après, le 24 septembre, à l'âge de 48 ans.

Outre ses manuscrits, on trouva chez lui une Bible à petit format, les concordances des Bibles, les Évangiles, les commentaires de saint Jérôme sur les Évangiles, et un livre imprimé de médecine : c'était là toute sa

---

moins ci-après nommés, et pour ce requis, a comparu en personne le vénérable et très-savant seigneur Théophraste de Hohenheim, docteur en arts libéraux et en médecine, assis sur son lit, débile de corps, mais sain d'esprit, de sens et d'intelligence, qui, de lui-même, sciemment et sans contrainte... avant de quitter le monde... a déclaré comme suit sa dernière volonté.

1° Il recommande sa vie, sa mort et sa pauvre âme à la garde et à la protection de Dieu tout-puissant, plein d'espoir que l'Eternel, dans sa miséricorde, ne souffrira pas que la passion cruelle et la mort de Jésus-Christ, son fils unique et notre sauveur, soit inutile à un homme malheureux. Ledit docteur choisit sa sépulture dans l'église de Saint-Sébastien, près du pont, et veut que dans la cathédrale, selon l'ancienne coutume, on chante à sa mémoire des messes le premier, le septième et le trentième jour, et que chaque fois on distribue un denier à chaque pauvre devant les portes de l'église... (Suivent les legs particuliers qu'il fait). 5° Il institue héritiers de tous ses autres biens et possessions les pauvres indigents et autres manquant de nourriture et de vêtements..... Les exécuteurs testamentaires feront le partage selon leur conscience et leur jugement ; il n'y aura dans cette distribution ni faveur ni malveillance ; mais on n'aura égard qu'au besoin et à la misère... Chacun des exécuteurs testamentaires aura lui-même pour ses peines dix florins....

Fait à Salsbourg, dans la maison ou l'auberge dite du *Cheval-Blanc*. (Suivent les noms de sept témoins et celui du notaire Jean Kalbsor).

bibliothèque. Les allusions fréquentes qu'il fait aux livres saints, et la tournure de son style, prouvent qu'il en faisait sa lecture habituelle. On peut voir, dans l'inventaire qui suit le testament, le détail des instruments de médecine et de chimie, ainsi que du numéraire et des nombreux objets de prix en or et en argent qu'il laissa après sa mort : ce qui répond suffisamment à l'accusation de vagabondage qu'on a portée contre lui.

Il fut enseveli, selon son désir, près de l'église de Saint-Sébastien.

Voici son épitaphe :

Conditur hic Philippus Theophrastus, insignis medicinœ doctor; qui dura illa vulnera : lepram, podagram, hydropisin, aliaque insanabilia corporis contagia, mirifica arte sustulit : ac bona sua in pauperes distribuenda, collocandaque honoravit. Anno MDXXXXI, die XXIV septembris, vitam cum morte mutavit (1).

Après la mort de Paracelse, plusieurs de ses disciples, comme il arrive ordinairement, outrèrent encore les idées de leur maître. Une foule d'enthousiastes et de charlatans abusèrent de son nom pour donner du crédit à leur propre folie, pendant que quelques hommes sages, écartant toutes ces exagérations, firent entrer les découvertes de Paracelse dans la médecine ordinaire. C'est à Lazare Rivière, professeur à la Faculté de médecine de Montpellier, que revient l'honneur de les avoir, le premier, accueillies et

(1) Ici est enseveli Philippe-Théophraste, célèbre docteur en médecine, qui guérit les maladies cruelles, la lèpre, la goutte, l'hydropisie, et autres contagions du corps, avec un art admirable, et qui distribua généreusement ses biens aux pauvres. L'an 1541, le 24 septembre, il est passé de la vie à la mort.

enseignées publiquement dans les universités médicales (1).

Essayons nous-même de donner une idée du système de Paracelse, d'après quelques-uns de ses écrits les plus importants et les plus authentiques.

§ II

Influences morbifiques. — *Être astral* (milieu météorologique). — *Être du venin* (principes délétères mêlés à l'aliment). — *Être naturel* (autocratie naturelle ou force vitale). — *Être spirituel* (influx magnétique). — *Être de Dieu* (punition divine).

Au commencement de son *Paramire* (2), Paracelse déclare que son objet suprême est de trouver des remèdes. Il dit qu'au lieu de bâtir des théories en l'air et de débiter des contes sur les quatre humeurs, il faut chercher tout droit ce qui guérit, et que, par là, on saura ce qui nous rend malades. En cela, il est d'accord avec un principe célèbre parmi les praticiens : *Naturam morborum ostendunt curationes.*

Or il distingue cinq ordres d'influences :

1° *L'être astral* (ens astrale)

C'est-à-dire les influences célestes, les airs, les milieux, la météorologie tout entière.

Ces astres ne changent pas le fond de notre nature ou de notre semence (*ens seminis*) : les astrologues qui le

(1) Haller.

(2) Dans le style de Paracelse, *paramirum* veut dire très-admirable ; *paragranum*, graine par excellence ; *archidoxa*, haute doctrine. Bacon et Van Helmont sont pleins de titres non moins singuliers et ambitieux.

prétendent sont des menteurs. Les astres nous servent comme le soleil au germe ; ils donnent aliment à notre vie, et nous ne pouvons pas nous passer d'eux, non plus que le feu ne peut se passer de bois.

Mais quant à la semence en soi, elle vient non des astres mais de Dieu : elle est le fond de toutes les espèces de formes qui doivent être remplies avant le jugement dernier : alors le cercle du premier monde sera fermé. Il en surgira d'autres semblables à celui-ci, mais ils seront fixes et définitifs ; les âges auront cessé, ainsi que les transformations.

On voit par là que Paracelse admet la spécificité de chaque être dans l'univers ; qu'il ne pense pas, comme Bacon et plusieurs autres, qu'une espèce puisse se transformer en une autre, sous l'influence des milieux.

Comment les astres agissent-ils sur nous ? C'est en communiquant leur influence à un milieu qui conserve et protége tout ; ciel et terre, créatures et éléments, tout vit dans cette espèce d'air qu'il désigne sous le nom mystérieux de grand M.

De même que de chacun de nous émane une odeur fâcheuse ou salutaire, de même il sort des astres une émanation, une haleine qui souille ce grand M et l'infecte.

Un lac, par exemple, a-t-il son M en bon état, les poissons y abondent ; si au contraire, il est infecté, ils périssent ; et c'est ainsi qu'alternent la fécondité ou la stérilité d'un lac, selon les qualités ou les viciations de son M.

Or, les vices sont de plusieurs espèces. Les uns portent sur le sang, les autres sur la tête, les autres sur les os et les veines, d'autres produisent l'hydropisie, d'autres différentes fièvres.

Dès lors, les changements qui arrivent dans le ciel, impriment aux animaux, aux plantes, aux fruits, des modifications très-variées, selon que ceux-ci sont eux-mêmes bien ou mal disposés ; selon qu'ils sont, par exemple, forts ou faibles. Tel se trouve bien d'une influence, tandis qu'un autre en est gravement dérangé.

Ainsi l'univers est constamment opposé à l'homme, et l'homme à l'univers.

Une maladie, causée par les astres, ne peut cesser tant que dure l'influence spéciale qui l'entretient (1).

Mais qu'est-ce que ce signe mystérieux, ce grand M dont parle Paracelse ? Est-ce une grande mer, une atmosphère éthérée qui lie toutes choses ? Serait-ce le magnétisme ? Ces diverses suppositions ont été avancées. Dans ces fragments (2), il indique la même chose par le mot de *magnale* : malheureusement ce terme n'est guère plus clair que l'autre. Pour nous, nous aimerions autant laisser la lettre M comme un X algébrique, une case d'attente, où chaque rêveur peut mettre provisoirement ce qu'il voudra : magnétisme, électricité, éther, ou tel autre principe que la science retient encore dans son sein, et dont nos descendants pourront donner la démonstration par l'observation raisonnée des faits.

Quoi qu'il en soit, cette influence astrale de Paracelse paraît répondre au τι θεῖον d'Hippocrate, à ce quelque chose d'inconnu qui souille et infecte le milieu où nous vivons, et qui produit tantôt la peste, tantôt le choléra, tantôt la grippe ou la suette ; influence dont nous ne pouvons assigner la cause, qui est dans

(1) Tom. I, p. 7-12.

(2) *Fragmenta varia ad physicam procedentem pertimentia.* Tom. I, p 167.

l'air peut-être, qui est on ne sait où, qui déroute toutes nos prévisions. Nous avons vu les pommes de terre, la vigne, les pommiers, les peupliers, etc., comme les poissons du lac de Paracelse, souvent frappés de maladie dans toute l'Europe à la fois. Qui peut en dire la cause? Il y avait peut-être quelque influence atmosphérique fort difficile à déterminer.

Eh bien, Paracelse veut qu'on recherche soigneusement la nature de ces influences, en tâchant de découvrir les relations de chaque grande sphère externe avec chaque partie de notre corps. Et comme moyen de trouver ces relations, il veut qu'on expérimente quelle est l'action de chaque minéral sur notre organisme.

Ce champ est assurément bien vaste; il ne l'explore lui-même qu'à l'aventure et fort grossièrement; mais enfin il a poussé vigoureusement les médecins à entrer dans cette voie d'expériences qu'il a ouverte le premier; c'est là sa gloire. Que de remèdes précieux la chimie ne nous a-t-elle pas déjà fournis! Combien n'en promet-elle pas encore! surtout si nous sommes attentifs à bien apprécier leur vertu, non pas seulement d'après leur nature chimique, mais d'après leurs effets bien constatés sur le corps vivant, ainsi que le veut Paracelse.

2° *L'être du venin* (ens veneni)

C'est-à-dire les poisons et tous les vices qui tiennent à l'aliment.

Tout corps vivant a besoin d'aliment. Mais dans chaque aliment, à côté de l'essence qui sustente, se cache un venin délétère; en sorte que tout aliment peut devenir un poison. Non que chaque chose ne soit bonne en soi; mais il faut en bien user : le pain lui-même, dans certains cas, n'est-il pas pernicieux ?

Or, Dieu a donné à chaque animal un *alchimiste* qui siége dans son estomac, et qui sépare le bon du mauvais, qui garde le premier et rejette le second. Si l'alchimiste est faible et qu'il ne puisse bien faire le départ, il s'ensuit des maladies, le poison de l'aliment se répandant alors dans notre corps ; car l'homme en santé est comme de l'eau claire qui peut se teindre de toute espèce de couleur, c'est-à-dire s'infecter de toute espèce de venin.

La corruption naît de deux manières : ou *localement*, c'est-à-dire par le poison qui s'arrête dans la partie et n'en est pas chassé, ou *par émonctoire*, c'est-à-dire qu'étant rejeté par l'alchimiste vers les organes excréteurs, le nez, la peau ou la vessie, il lèse ces parties par sa présence.

Les animaux ont des alchimistes plus subtils les uns que les autres : la vache se nourrit d'herbe, et le lait de celle-ci nourrit l'homme ; l'un vient en aide à l'autre pour la perfection de son travail. Le porc est l'animal qui a l'alchimiste le plus subtil, car il se nourrit d'excréments des autres animaux, et aucun de ceux-ci ne se nourrit des siens. Le feu, l'air, l'eau, etc., peuvent gâter et affaiblir l'alchimiste, et c'est en cela que ces éléments sont quelquefois nuisibles.

A travers ces expressions métaphoriques, Paracelse considère le corps vivant comme un laboratoire, où une force interne sépare des éléments externes les parties similaires ou dissimilaires qui correspondent à chaque organe.

La bonne ou la mauvaise séparation produit la santé ou la maladie.

3° *L'être naturel* (ens naturale)

C'est-à-dire l'influence de la nature ou du principe de vie dans l'administration intérieure du corps.

De même que le ciel a ses planètes et ses révolutions, de même le corps humain constitue un petit monde indépendant, qui est l'analogue du grand monde, et qui a, comme lui, ses constellations ou ses membres, ses équinoxes, son méridien et ses révolutions.

C'est ce petit monde humain que les anciens appelaient microcosme, en l'opposant à l'univers. Il a son gouvernement particulier, s'administre et se nourrit par lui-même ; l'aliment ne lui sert que comme le fumier sert au champ.

On peut se faire une idée de cette administration intérieure en observant ce qui se fait dans le grand monde extérieur, car toutes les parties de celui-ci ont des représentants dans le petit.

Vous objecterez peut-être que vous ne voyez pas dans celui-ci autant d'éléments que dans le grand ; c'est qu'ils y sont cachés. Mais si vous recevez un coup dans l'œil, vous voyez aussitôt le feu qui s'y tenait latent. Eh bien ! cette administration intérieure engendre une liqueur de vie (*liquor vitæ*), qui, selon qu'elle est bonne ou mauvaise, fait encore la santé ou la maladie, et c'est là ce que Paracelse appelle l'influence naturelle.

Passant ici de l'astrologie au vitalisme, il voit dans le jeu des fonctions une ordonnance, une autocratie analogue à celle d'après laquelle se meuvent les astres, chacun concordant à l'harmonie de l'ensemble. Nous verrons ailleurs quel parti Van Helmont et Stahl ont tiré de l'idée de l'autocratie du petit monde.

Quant à la liqueur de vie, elle correspond au

pabulum vitæ des anciens, c'est-à-dire à cette dernière élaboration par laquelle l'aliment devient dans chaque partie matière assimilable.

Nous devons signaler ici un travers de Paracelse, c'est de n'avoir pas secoué l'erreur des astrologues, qui, abusant de la similitude du nom, identifiaient les vertus des planètes Mars, Saturne, Vénus, etc., avec les propriétés des métaux qui portaient les mêmes noms, savoir : le fer, le plomb, le cuivre. De là naît beaucoup de confusion dans l'exposition de sa météorologie, où tantôt il prend Mars pour le fer, tantôt pour la planète.

4° *L'être spirituel ou spirital* (ens spiritale)

C'est-à-dire influence d'un agent corporel invisible.

On dirait aujourd'hui un influx magnétique. C'est un point des plus piquants du système de Paracelse. Mais disons d'abord que le mot esprit ne doit pas être entendu à la manière des théologiens et des philosophes, dans le sens de démon, d'ange ou de cette âme purement intellectuelle et morale qui se dégage à la mort. Le mot esprit ici a un sens particulier plus grossier et en quelque sorte tout corporel et médical. Il désigne quelque chose d'invisible et d'impalpable qui se manifeste par le corps visible et palpable. Mais cet esprit n'est pas ce corps lui-même, il ne lui est qu'uni à titre de compagnon ; il peut agir sur le corps matériel jusqu'à le rendre malade ; mais enfin cet esprit est distinct du corps ; il peut souffrir à part et être malade tout seul.

Chaque être vivant a un esprit de cet ordre. Vous avez le vôtre ; j'ai le mien ; et nos esprits se parlent entre eux comme il leur plaît, sans que nos langues s'en mêlent. Vous savez qu'on éprouve quelquefois de la sympathie ou de l'antipathie pour une personne qui ne nous a rien fait ni en bien ni en mal. C'est ainsi qu'on se passionne pour un joueur sans d'ailleurs le connaître (ou qu'on est fasciné par le regard de quelqu'un.) C'est le fait de ces singuliers invisibles qui, sans consulter la raison, contractent entre eux des amitiés et des haines, se repoussent avec obstination ou se poursuivent d'un mutuel amour. La volonté engendre ces esprits souvent opposés à la raison, par l'énergie de son effort, comme le silex produit le feu. De même qu'entre nos corps, il y a des luttes entre nos esprits. Si je veux nuire à quelqu'un, et que ma volonté soit plus ardente que la sienne, je le blesse ; sinon, c'est lui qui l'emporte ; et, par suite, mon corps peut s'affecter et dépérir.

Un nécromancien n'a qu'à fabriquer une figure de cire à votre intention ; vous souffrirez de tout ce qu'on fera à cette image, non par votre corps qui est sain en soi, mais par votre esprit. Alors tous les remèdes qui s'adressent à votre corps sont inutiles ; ainsi par la force de la volonté on peut rendre quelqu'un boiteux ou aveugle. Telle est la force de la malédiction. « Et ne t'amuse pas de tout ceci, ô médecin ! s'écrie Paracelse ; tu ne sais pas quelle est la puissance de la volonté. »

Voulez-vous avoir raison d'un voleur? Vous n'avez, par votre volonté, qu'à fixer son esprit à l'image de cire ; vous le forcerez de revenir se faire tuer au lieu du crime. Quant au voleur, il n'en peut faire autant à votre égard, si vous êtes honnête homme ; car son esprit est plus tremblant et plus faible. Dans vos songes, il vous arrive d'appeler à vous l'esprit de votre ennemi et de le blesser.

Dans ce chapitre, Paracelse n'a fait qu'expliquer à sa façon quelques opinions fort anciennes. Les idées de *larves*, de *lémures*, de *mânes*, de *spectres* errant sur la terre, pendant que l'âme immortelle était détenue aux enfers, ont régné chez les Grecs et les Romains. On sait la confiance qu'ils avaient dans les philtres et les charmes. L'école d'Alexandrie donna un éclat tout nouveau à la magie dite blanche, qu'elle opposait aux miracles des chrétiens ; et, aujourd'hui encore, il n'est pas difficile de rencontrer quelque croyant aux enchantements. Eraste attribue tous ces faits à l'intervention du diable ; Paracelse les dépouille de toute idée de sortilége, pour les rapporter à une cause naturelle, qui est la puissance de notre volonté, dont l'action sort de notre corps pour agir à distance sur l'esprit ou le corps d'autrui.

Il est facile de reconnaître ici les théories des magnétiseurs, qui ont fait tant de bruit de nos jours. Ils admettent, comme Paracelse, que les esprits communiquent à distance, sous la forte action de la volonté, au moyen d'un médiateur quelconque, inconnu dans sa nature, qui relie le monde des esprits et peut agir sur les corps.

Déjà un ancien, Alchindas, prétendait qu'un vif désir répand autour de nous des rayons actifs.

Bacon s'étend avec une complaisance infinie sur ces corrélations invisibles d'homme à homme, sur ces émanations mystérieuses, par lesquelles il explique une foule de pressentiments singuliers.

N'a-t-on pas vu, à la fin du dernier siècle, des savants illustres s'assembler autour du baquet de Mesmer ? Et de nos jours, quel bruit n'a pas fait le spiritisme ? Nous n'avons pas ici à prendre parti pour ou contre le magnétisme ; mais évidemment il se rattache à l'être spirituel ou spirital de Paracelse.

5° Enfin, l'*être de Dieu* (ens Dei)

C'est-à-dire une influence ou intervention particulière de Dieu.

Les quatre premiers chapitres s'adressent, dit-il, à tous les hommes, et peuvent être également acceptés par les hérétiques, les Turcs et les païens. Celui-ci n'est que pour les chrétiens. Sans doute, tout vient de Dieu, santé et maladie, et les quatre espèces d'*êtres* déjà signalés viennent de lui ; mais il est ici question des maladies que Dieu envoie comme un châtiment spécial. Cette influence divine se trouve mêlée aux causes naturelles, en sorte que nous n'en pouvons suivre la trace. Tout mal est un purgatoire, une expiation dont nul médecin ne sait le terme ! Quand l'expiation est terminée, Dieu permet aux médecins de guérir ; sinon il livre le malade à des praticiens inhabiles, qui jouent alors le même rôle que les démons du purgatoire.

§ III

Anatomie (analyse), de la constitution des corps. — Soufre, mercure et sel. — Alchimiste interne qui répare nos membres au moyen des essences qu'il extrait des corps externes. — Spécificité de chaque agent thérapeutique et traitement par les semblables.

Nous venons de voir les cinq sortes d'influences générales auxquelles Paracelse rapporte la cause de nos maladies ; il poursuit son sujet, et passe à l'analyse ou, comme il le dit, à l'anatomie des corps de la nature ; et il établit sa fameuse distinction de trois ordres d'élémens, soufre, mercure et sel (1).

Tout ce qui brûle ou déflagre, il l'appelle *soufre.*

Tout ce qui fume, se sublime ou se volatilise, il l'appelle *mercure* (qu'il faut bien se garder de confondre avec le vif-argent).

Tout ce qui reste à l'état solide ou terreux, comme la cendre, il l'appelle *sel.*

Ces mots sont donc des termes génériques ; il y a des espèces infinies de sels, de mercures et de soufres.

On voit que cette division revient à peu près à la nôtre, quand nous distinguons les corps en solides, fluides et inpondérables. Et si nous sous-divisons les fluides en liquides et gazeux, nous aurons, en d'autres termes, les quatre éléments des anciens : *terre* ou *solides*, *eau* ou *liquides*, *air* ou *gaz*, *feu* ou *impondérables*, distinction capitale qui sera toujours vraie ; en sorte que, sous des noms divers, l'esprit humain a toujours fait à peu près les mêmes partitions générales. Sans doute l'analyse chimique perfectionnée a amené la découverte d'un certain nombre de corps réputés simples et élémentaires. Il se peut que le nombre de ces corps simples augmente considérablement, ou qu'il soit, au contraire, très-réduit, qu'ils disparaissent même tous un jour du cadre élémentaire, mais la distinction des quatre états physiques subsistera aussi lougtemps que l'ordre actuel du monde.

Cependant les dénominations adoptées par Paracelse indiquaient déjà une route analytique nouvelle et annonçaient aux savants l'avénement de cette chimie, devenue depuis si brillante, et qui, dès l'abord, voulait

(1) *De origin. morb. ex trib. prim. substant.*, t. I, p. 31-68.

marcher de pair avec la physique. Paracelse conserve les quatre éléments des anciens, mais il dit qu'ils sont eux-mêmes composés des trois principes chimiques qu'il met en avant.

Du soufre, du mercure et du sel (c'est-à-dire des impondérables, des gaz et des terres), entrent donc dans la constitution du corps de l'homme, comme dans celle de tout autre corps de la nature. La vie maintient unis et voile ces trois principes, qui se séparent à la mort ; celle-ci a lieu, ou parce qu'ils ne veulent pas rester unis, ou parce que nous les divisons nous-mêmes, ou parce que l'association restant d'ailleurs en bon état, il faut à tout une fin naturelle. Tant de choses n'ont été créées diverses qu'afin que par leur séparation les corps soient périssables. (C'est-à-dire qu'un agrégat étant une association d'éléments divers, la séparation de ses éléments entraîne la dissolution de l'agrégat). Le manque ou le désaccord de quelqu'un de ces principes constitue la maladie.

Il n'y a pas seulement quatre humeurs, comme veulent les anciens ; chaque organe engendre la sienne ; et toutes sont tellement liées qu'on ne doit pas dire : la bile fait ceci ; mais l'homme entier fait ceci (car tout se tient ensemble dans l'organisme).

L'alchimie ou l'*art sparigique* est la lumière de la nature qui sépare les vrais principes, les essences, les arcanes. Toutes les vertus médicales sont des arcanes, en sorte que les maux se guérissent comme ils s'engendrent. Les quatre humeurs des anciens sont le fruit de l'imagination et non de l'expérience. L'alchimie sépare le vrai du faux en nous montrant, à la place des quatre humeurs, les véritables essences des choses.

Qu'est-ce que la faim ? C'est le signe de la mort qui va survenir dans les membres, parce qu'ils manquent de l'aliment nécessaire. Or, cet aliment, c'est quelque chose de semblable au membre qui en a besoin. Il faut donc chercher dans l'anatomie (l'analyse) du monde externe quelles sont les parties qui sont les homologues de chacun de nos organes , afin de pouvoir guérir la maladie en rendant à chaque membre ce qui lui est semblable.

La vie est comme un portrait fait de toutes sortes de couleurs diverses bien ordonnées : chaque couleur du monde extérieur aurait son représentant dans ce portrait. De même l'homme est une image de l'anatomie de la nature ; ce qui sert à un organe correspond à l'anatomie (c'est-à-dire à la composition) de cet organe : le semblable appartient à son semblable (*simile ad simile pertinet.*)

En traitant par les contraires comme font les galénistes, c'est comme si, quand nous demandons du pain, vous nous donniez des couleuvres.

Cherchez donc les concordances des anatomies externes (des principes chimiques), de la lavande, de la rose, du lis avec nos principes chimiques internes. Le fondement et la colonne de la médecine, c'est d'administrer à chaque organe ce qui lui est anatomiquement semblable.

Il y a en nous une essence pareille à du feu, qui mange la force et qui s'éteint, si nous ne l'alimentons. Chaque aliment que nous avalons contient en soi tous les membres qu'a l'homme ; nous mangeons nos doigts, nos pieds, notre cœur, notre cerveau dans chaque bouchée que nous avalons.

L'alchimiste ou l'opérateur interne prend ce qui

lui va et rejette le reste. Or, ce qu'il garde, c'est l'image (c'est-à-dire la miniature ou l'essence) de chaque chose. Un os mangé n'engendre pas seulement un os, ni un cerveau du cerveau. Mais le sculpteur interne de l'estomac tire d'un aliment quelconque un membre qu'il met dans nos membres. Ainsi il transforme le pain en sang, en graisse, en lard.

L'architecte intérieur répare çà et là ce qui se gâte ou se dissipe. Laissez-le faire, il connaît les proportions et les mesures.

Car l'homme a une double origine, la semence et l'aliment ; la semence, c'est l'architecte qui, dans la matrice, nous a donné la forme, et qui la conserve par l'aliment.

Paracelse a donc compris le rôle que jouent dans l'organisme, d'un côté les agents extérieurs, et de l'autre l'autocratie individuelle de chaque animal.

Mais comment l'aliment devient-il partie de nous-mêmes et se change-t-il en nos organes ?

Il y a dans l'homme trois choses qui, jointes ensemble, ne font qu'un seul être ; ce sont les os, la chair, le sang : et dans chacune sont divers genres de sels, de soufres et de mercures.

Au sein de cette unité, chaque partie a son anatomie propre (ou sa spécificité).

N'est-il pas vrai qu'on ne doit pas chercher dans l'œil l'organe du goût ? Nourris donc chaque organe selon sa propre anatomie. Tout ce que la nature transmute, transmute-le comme elle, de manière que les anatomies concordent.

Tu es le père de la partie malade, nourris-la comme un père nourrit son fils, et ne lui donne pas des pierres pour du pain.

Or, dans ce but, néglige la première vie (les premières propriétés apparentes et grossières); extraits d'elle la vraie vie (c'est-à-dire l'essence). Vois la rose : vivante, elle ne sert de rien ; morte, on en retire la partie médicatrice.

L'estomac ne se sert de rien qu'il ne décompose. Il faut que la première vie meure, pour qu'on puisse en extraire la vie nouvelle (la partie active), et transporter ensuite celle-ci sur un autre corps.

L'arcane qui sert la médecine, est cette vie nouvelle.

Il y a donc une triple anatomie : l'une qui est la vulgaire, a pour objet la place qu'occupent les os, les veines, etc. La seconde consiste à chercher les transmutations à faire pour introduire une vie nouvelle dans celle de l'homme. Une troisième est l'anatomie de la mort, ou les changements très-variés que la maladie introduit dans nos organes.

Autant de corruptions autant de morts, autant d'anatomies (ou d'analyses) différentes, autant d'invisibles qui se dégagent; comme un arbre sort de la semence, ainsi un invisible doit sortir dans toute vie nouvelle.

L'aliment c'est nous-mêmes (c'est-à-dire notre propre corps); la force séminale (ou plastique) qui d'elle-même ne vivrait pas, tire de l'air, de l'eau un membre qu'elle met dans nos membres. L'aliment c'est la restauration de la forme. La pluie est arbre, plante, selon qu'elle est saisie par la force séminale, qui n'est que le fabricateur de la forme.

Dans chacun de nos membres habite un feu, un feu de digestion ; comme la digestion, il augmente ou diminue. De là ce rouge qui colore les membres et qui n'est pas du sang, mais du feu.

Si vous n'avez pas préparé l'aliment, si vous ne l'avez pas achevé de tuer, c'est l'estomac qui s'applique à le faire ; il en détruit toutes les qualités (galéniques ou physiques), de froid, de chaud, et produit ainsi un arcane.

Tout médicament qui ne peut pourrir (se décomposer) dans l'estomac, ne profite pas. Il faut pour la médecine que les qualités de froid, de chaud, soient abolies, et qu'il ne reste que l'arcane (l'essence) absolue et parfait.

La disgrégation des éléments est la source de nos maladies ; le sel, en s'accumulant en une partie, la corrode et l'ulcère, d'où les cancers et les gangrènes ; le soufre, le mercure, déplacés, causent mille maux.

Au milieu de cette discorde des éléments, la mort s'avance, qui accable et détruit l'empire, domptant l'un après l'autre les élémens divisés, à moins que le médecin n'intervienne.

Celui-ci répare par la consoude les parties ulcérées par le sel, raffermit par le safran ce que le soufre a dissous, épaissit au moyen de l'or ce qu'a trop subtilisé le mercure.

Et cependant la nature a sa part dans ce travail, nous n'en sommes que les aides ; c'est elle qui fait bourgeonner la plaie que nous recouvrons d'un médicament.

Ainsi l'homme est fait du *limbe*, c'est-à-dire de l'univers entier. Il est composé de lui.

Saturne, Jupiter, de même que la mélisse, ont leurs correspondants dans notre petit corps : de là leurs relations ; le monde entier est en lui comme résumé dans une goutte, et toutes les forces de la nature concourent à sa composition.

Aussi le médecin doit-il requérir pour ses médicaments le monde entier ; son affaire, c'est de savoir séparer et distinguer ; et son grand moyen, c'est le feu.

Sous l'influence de tant d'agents, le corps frémit comme une marmite bouillante.

Il y a tantôt abus d'aliments ; tantôt luxe de sel, d'où les gales et autres affections semblables ; tantôt disproportion de soufre ou de mercure.

La chaleur des astres peut agir sur nos corps ; mais il faut distinguer, ce que ne font pas les galénistes, ce froid physique ou igné qui *congèle*, d'avec cet autre froid élémentaire qui *coagule* les parties de notre corps.

Le feu peut donner lieu à l'humide, tout comme l'eau au sec.

Les astrologues ont prétendu que les astres donnent la force séminale et impriment dans l'homme leur image. C'est faux. Dieu nous donne la force séminale qui est son souffle et son image, et l'astrologie est vaine.

Plutôt que de prétendre que les astres fléchissent la destinée de l'homme, mieux vaudrait dire que l'homme imprime ses actions sur les astres ; car, devant Dieu, il est plus noble qu'eux.

C'est ainsi qu'on peut expliquer quelques présages astrologiques.

La maladie et la santé, la maigreur et l'embonpoint viennent de notre nature spécifique, non moins que des influences externes.

Puis tout a sa fin, le juste comme l'impie. La médecine n'y peut rien ; car vient un moment où la mort, qui est le licteur de Dieu, doit nous amener devant lui ; le médecin ne peut que dire : Lève-toi et pars. Le corps alors reste en terre, l'âme va devant Dieu ; mais, au dernier jugement, les trois substances se réuniront dans leur fleur et leur essence... alors il n'y aura plus ni médecine ni médecins.

Outre le corps venu du limbe (ou de la matière universelle), il y a dans l'homme un corps invisible, né non du limbe, mais du souffle de Dieu, principe stimulant (Paracelse veut désigner ici les instincts) qui, outre la faim et la soif, pousse la chair à l'immodéré et violente le corps. Au jour du jugement, cet invisible ressuscitera aussi avec la chair, et ils feront une alliance définitive. En attendant, veillons et rendons compte de notre temps jusqu'à la fin.

D'après ce qui précède, on voit que Paracelse cherche à substituer aux quatre humeurs des anciens les résultats de l'analyse chimique. Selon lui, une force séminale, primitive (architecte, archée, opérateur, fabricateur ou alchimiste interne), préside à tous les changements du corps ; elle le répare en remplaçant l'essence qui s'use et fait défaut par de nouvelles essences homologues, extraites du reste du monde. La chimie, pouvant opérer toutes ces extractions, doit guérir toutes les maladies ; il suffit de donner à la partie malade l'essence dont elle manque. Ce système est absolument celui des homoméries d'Anaxagore ; Paracelse le renouvelle et le rajeunit en l'appuyant sur les faits chimiques.

§ IV

Du tartre.

C'est-à-dire des résidus et excrétions du corps ; — influence du tartre de l'estomac ; — tartre (ou excrétions) de la matrice.

Quel est le résultat du départ qui se fait de l'aliment en bon et en mauvais?

C'est ici que Paracelse établit sa théorie du *tartre* (1).

Tout aliment a une partie nutritive qui se coagule en chair, et de plus un excrément. Si ce dernier n'est point expulsé, il se coagule dans le corps et il y devient la source de mille maux. Selon la partie où il se jette, il constitue la pierre, la gravelle, ou bien il forme des végétations, des verrues, des lèpres, des hydropisies. C'est à ce résidu resté dans notre corps que Paracelse donne le nom de *tartarum, tartre* ou *tartare,* c'est-à-dire principe de mort.

Chaque aliment produit un résidu et un tartre différent : le poisson, un tartre argileux ; les légumes, un tartre visqueux. L'art du médecin, c'est de prescrire un régime qui, le fondant avec les aliments, chasse du corps ce mauvais principe.

Déjà le tartre se forme dans la bouche autour des dents. Dans l'estomac, il engendre mille incommodités, ardeurs de gorge, oppressions, mal au cœur. Car alors, comme dans un tonneau qui fermente, il s'élève une sorte d'excrément plus ou moins âcre.

N'espérez pas, en vous purgeant, dissiper cet ennemi : vous ne faites qu'enlever les sucs muqueux et nourriciers, sans atteindre le tartre lui-même.

A mesure que l'aliment glisse, il se forme des excrétions nouvelles, solides ou liquides, et de nature diverse, qui donnent lieu à des tranchées, à des coliques diverses aussi et à des paroxysmes fébriles, comme en ont les calculeux.

Enthousiasmé par cette application chimique, à la-

(1) *De origine morbor. ex tartaro,* t. 1, p. 68-55.

quelle il a donné une apparence si plausible, Paracelse s'écrie : « Comment les médecins de Montpellier, de Salerne, de Paris, n'ont-ils pas vu le tartre des dents qui se voit sans lunettes ?... Ils parlent d'anatomie, ils dissèquent des pendus... Plût à Dieu qu'ils vissent des malades !... Devant le mal, ils restent comme un veau devant un évêque, disant : C'est quelque viscosité... Dites, seigneur docteur, est-ce que l'excrément n'est pas dans vos canons ? »

Cette saillie burlesque contient une grande vérité : l'observation sérieuse des malades est encore plus utile que la dissection des cadavres, ce qu'on oublie trop souvent.

L'estomac, d'après Paracelse, n'est qu'un serviteur public qui, en travaillant pour tout le corps, ne dispense pas chacun des membres de faire une séparation particulière.

Chaque organe a donc son estomac particulier, et doit cuire son propre aliment. Il s'ensuit la formation d'autant de résidus différents qu'il y a d'organes. Ainsi le cœur, le poumon, le cerveau, ont chacun leur digestion et leur excrétion particulières. Le mucus de la poitrine est l'excrément de la digestion du sang. Si ces excrétions se coagulent en tartres, il survient des affections de ces organes.

Le sang, la moëlle, les chairs, ont aussi leurs résidus ; si ceux-ci ne s'échappent pas par la sueur ou par l'urine, il advient des lèpres, des gouttes, des sciatiques.

Regardez surtout l'urine; elle est l'image des excrétions de tout le corps.

C'est encore aujourd'hui l'urine qui fournit aux chimistes la plus ample matière à leurs expérimentations et à leurs théories. Que n'a-t-on pas dit sur ce sujet? Plusieurs s'imaginent expliquer aussi facilement la digestion que la conversion de la betterave en sucre et en alcool.

Quand chaque chose, ajoute-t-il poétiquement, rencontre ce qui lui convient, il se forme une union légitime et solide ; sinon l'alliance n'a rien de stable, tout vacille comme un roseau dans l'eau. Mais de même que la loi de Dieu force à rester unis deux époux, même quand ils ne s'aiment pas , ainsi l'art force la nature à rester tranquille.

Si l'estomac fonctionne mal, il est le corrupteur de tout le corps ; car il envoie de tout côté son poison, et souvent on rapporte ailleurs ce qui a sa cause chez lui.

Toutefois les graviers du corps ne sont pas tous formés des résidus de la digestion. De même que dans les éclats de la foudre, le soufre brûle, et que le sel, ne pouvant s'allier au mercure, tombe à terre sous forme de pierre , de même le corps vivant a ses aérolithes.

On ne saurait disconvenir qu'à travers la bizarrerie de ces termes et de ces comparaisons, les idées de Paracelse n'aient quelque chose d'assez ingénieux. Ce qu'il dit des digestions particulières de chaque organe, et de l'importance des excrétions , est très-médical. Aux quatre humeurs de Galien, il substitue autant d'humeurs et d'excrétions qu'il y a d'organes divers.

Quant à cette faiblesse de l'estomac qui corrompt tout le corps et allume par là des paroxymes fébriles, elle rappelle le système adopté dans ces derniers temps par Broussais : on sait comment ce médecin célèbre a voulu, sous le nom de *gastrite*, rapporter toutes les maladies à une altération de l'estomac.

Mais sont-ce là toutes les sources de la maladie ? Non ; il y en a qui proviennent du sein de la mère (1). Ce sein est un très-petit microcosme qui est contenu dans un plus grand. Le fœtus est enveloppé par la matrice, de même que notre corps l'est par la peau, et que le grand monde est enveloppé par les cieux immortels et invisibles... Il y a donc trois monarchies emboîtées l'une dans l'autre...

La matrice nourrit l'enfant, comme la terre nourrit l'arbre, et tel est le but de la femme (*propter matricem mulier genita est*)... L'enfant diffère d'elle, comme un poisson diffère de l'eau dans laquelle il vit...

La première matrice du monde, ce furent les eaux du chaos, sur lesquelles flottait l'esprit de Dieu, et d'où vinrent le ciel et la terre. Ceux-ci servirent de matrice au premier homme, sous l'action de la main de Dieu ; et d'Adam vint la femme, matrice de tous les hommes...

Vous savez que la grande matrice des eaux, c'est la mer, qui mange une fois par jour... Elle dévore et consume les fleuves qui viennent mourir dans son sein. Alors elle s'enfle et fait son flux, rejetant ses excrétions sur le rivage... La femme est comme la mer... Oh ! les beaux médecins qui chez elle ont pris pour *fleurs* un excrément des plus pernicieux.

Dans ces quelques lignes, on peut voir un exemple de cette imagination vagabonde qui fait entre notre corps et le monde extérieur les rapprochements les plus singuliers.

---

(1) *Paramir.* lib. IV. *De origine morbor. matric.*, 85-107.

Il continue : Comme la femme est toute faite pour la matrice, il y a entre elle et l'homme une extrême différence par rapport aux maladies.

Les remèdes doivent différer comme les archées ; tous les minéraux sont utiles, pourvu que chacun s'adresse à son analogue dans le microcosme.

Toutefois, il y a des médicaments hermaphrodites (c'est-à-dire qui conviennent à la fois et à l'homme et à la femme).

Nos maux héréditaires ont, dès lors, une double source. La mère peut vicier l'enfant comme la terre vicie l'arbre ; et le père transmet le mal par un esprit invisible, qui affecte l'esprit de la matrice. Aussi Hippocrate a-t-il très-bien parlé quand il a dit que c'est la vertu qui chasse les maladies ; ce qui veut dire qu'une vertu en chasse une autre; nous guérissons en vertu de ce qui nous rend malades, *in quo ægrotamus, in eo quoque sanescimus*, page 106.

On le voit, partout ce sont des esprits plus ou moins corporels qui agissent sur des esprits, c'est-à-dire ce quelque chose d'inconnu qui se cache sous la matière, et qu'aujourd'hui on appelle des forces : c'est ce qu'il désigne sous le nom de vertu, d'esprit corporel. Les galénistes dénommaient à peu près la même chose sous le nom de *faculté*. Mais Paracelse le subtilise davantage ; en vrai chimiste, il le distille pour ainsi dire, et le détache de la matière apparente et grossière.

§ V

Origines invisibles des maladies. — Effets de l'imagination de la mère sur l'enfant. — Fruits monstrueux et impurs. — Vertus des momies. — Vertus latentes et quintessentielles.

Enfin, il y a des maux par des causes invisibles (1). Par les yeux du corps nous ne voyons que la moitié du monde. C'est la lumière de la nature (l'entendement) qui nous montre l'autre moitié et nous découvre l'architecte intérieur.

Une première cause d'effets invisibles, c'est la foi : cette lumière suprême vient de Dieu ; elle nous donne le courage de faire des tentatives. Voyez ce qu'ont fait par elle Josué et Samson !

Mais il serait présomptueux de compter sur des miracles et de tenter la foi ; avec son aide, sans doute, nous pouvons bâtir dans le champ de Dieu tout ce que nous voulons ; seulement, il faut que le maître du champ y consente.

Mais souvent, dit-il, on rapporte à la foi des effets qui ne sont que naturels. On regarde l'épilepsie comme patronée par saint Valentin ; le mal des ardents, par saint Antoine ; la chorée, par saint Gui ; la syphilis, par saint Denis. Ainsi, des saints seraient les patrons de nos maladies ! Ces idées sont dignes des anabaptistes et des devins ; il n'y a que le diable qui ait pu les inspirer.

On voit que Paracelse sait attaquer les préjugés de son siècle.

Mais voici comment il explique les effets de l'imagination de la mère sur l'enfant. Un maçon a deux

(1) *De orig. morb. invisibil.*, t. I, p. 107.

maisons : l'une, invisible, est dans son idée ; l'autre est bâtie et visible. Une femme voit celle-ci ; la peinture de l'invisible se trace en elle ; et de même que le maçon réalise matériellement par des murailles sa maison idéale, de même la femme maçonne la sienne dans le fœtus. L'imagination est servie par une main invisible qui lui dit : Où veux-tu construire ? — Ce sera là, dit l'imagination, et aussitôt la main se met à l'œuvre. Une femme voit une tortue, et, par l'imagination, elle se touche le genou ; au même instant, l'architecte invisible touche le genou du fœtus, et la tortue s'y grave. Car, où va l'imagination, va aussi l'invisible architecte.

Comme l'aimant attire le fer, quoiqu'il n'ait ni mains, ni pieds, ainsi une imagination exaltée attire les matières nutritives et en dispose les figures et les formes. De même que Dieu sème des comètes au ciel, de même elle en sème dans le corps avec la vitesse de l'étincelle. Le basilic peut tuer en dardant à la fois son regard et son invisible venin ; ainsi la mère, par la vivacité de son imagination, réfléchit et darde sur son fœtus ce qu'elle voit. Si elle imagine un César, un Barberousse, un savant, un sage ou un artiste, elle engendre un fils pareil. Et cela se fait à son insu, le fœtus de lui-même s'accommode à son désir.

A la vérité, ces opérations ont quelque chose d'instable et de flottant ; mais enfin voilà comment elles se passent. Par la même raison une mère peut incliner son fœtus au vice, lui donner des goûts bizarres, des appétits singuliers, le rendre boiteux, lui donner la forme d'un monstre.

Ces idées sur l'influence de l'imagination de la mère sur le corps de l'enfant, Malebranche les a partagées.

Beaucoup de personnes pensent encore comme Paracelse. Buffon a nié cette influence ; les anatomistes de nos jours ont cherché de tout autres explications.

Mais voici des effets bien plus curieux. Quelquefois, dit-il, l'imagination exaltée et lascive s'attache à un vain fantôme..... Alors des esprits de nuit, ou des sorcières très-avides de ces abominations, transportent un élément incomplet chez les animaux immondes : crapauds, serpents et autres semblables ; d'où l'origine de tant de monstres sans nom, impurs, hideux et formidables. Quel est cet animal ? dit-on ensuite en les voyant. Jamais on n'en avait rencontré de pareil... Oh ! qu'il faut y regarder à deux fois, quand on veut rester célibataire !

La conclusion est, du moins, très-morale.

Je soupçonne, ajoute-t-il, que telle doit être la nature de ce basilic, que personne n'a jamais pu décrire ; et qui oserait l'observer, puisqu'il vous tue de son premier regard ?

Toutefois les esprits nocturnes qui portent ce faux grain partout où ils trouvent des entrailles propres à le faire germer, ne le déposent jamais dans un corps qu'habite une âme humaine.

Cependant les géants ne seraient-ils pas les fruits d'alliances semblables ? Je n'oserais l'affirmer : le monde produit bien des prodiges... Mais, sur un sujet aussi incertain, j'aime mieux me taire.

C'est, en effet, le bon parti.

Il n'arrive rien de semblable, si quelque chose d'invisible et de dépravé ne s'en mêle et n'appelle ces esprits de la nuit, vieux sorciers ou sorcières, succubes et incubes, que poussent d'affreux désirs... Pour éviter de telles horreurs, soyez sobres et pieux ; la chasteté pousse aux choses divines... Mariez-vous, si vous ne pouvez refréner vos penchants... Magistrats, qui répondrez de vos peuples, rendez-les laborieux, car c'est une terrible chose qu'une imagination oisive.

Quant aux fruits nés d'une union naturelle, bien qu'il y en ait de monstrueux, ils sont tous hommes au fond, de même que l'or est or, quoique souillé par un peu d'alliage.

Ce passage est un de ceux où paraissent le mieux les idées mystiques du quinzième ou du seizième siècle. Paracelse, Cardan, Agrippa, sont pleins de faits et de digressions de toute nature, où l'on attribue aux songes et aux signes la plus grande valeur, et où les rêves acquièrent presque autant d'importance que la réalité. Les faits les plus extraordinaires sont acceptés sans critique; on dirait que les savants sont passionnés pour le merveilleux; ils animent la nature entière, ils peuplent le ciel et la terre d'esprits invisibles, de pygmées, de géants, de sylphes, d'enchanteurs, de loups-garous, de sorciers, de magiciens, comme les romanciers les peuplaient de fées. On se croirait reporté à ces temps d'Homère où chaque effet de la nature avait pour auteur quelque divinité particulière. Seulement la théologie chrétienne donne à toute cette poésie je ne sais quelle teinte de sévérité qui ne se trouve pas dans la mythologie grecque et romaine.

Cependant Paracelse est un de ceux qui ont le plus cherché à expliquer les faits par des causes naturelles; il met rarement en doute les faits les plus merveilleux; seulement il essaie de les dépouiller de leur prestige en les interprétant à l'aide de sa physique particulière. En voici un exemple :

Dieu ayant fait le corps de l'homme à son image, l'a doué de qualités si excellentes, qu'il surpasse les cieux en perfection.

Ces qualités n'y sont pas toujours visibles ; cependant une momie les conserve toutes, et, quoique morte, desséchée et sans grâce, elle est féconde en toute espèce de vertus.

De là ce concours de peuple attiré comme par un aimant autour d'un tombeau célèbre, tantôt par les guérisons, tantôt par les pestes qui en émanent.

Assurément il n'y a à cela rien d'étonnant : le corps d'un chien, comme le corps d'un homme, doit agir en raison des propriétés qui lui sont inhérentes.

Mais le diable a là encore mêlé ses ordures, il a persuadé au peuple que ces effets sont dus à des forces magiques.

Cependant il n'y a pas là plus de magie que dans l'éternûment causé par la moutarde, ou dans l'ampoule que produit la renoncule.

Je ne suis pas, dit-il, le contempteur des tombeaux, mais je crois bien faire en écartant la superstition et en attribuant à la nature les choses naturelles.

On a négligé l'étude des forces secrètes et des émanations invisibles ; on s'est contenté de raconter des faits merveilleux.

Les philosophes ont pris çà et là des fragments de vérités, mêlant au hasard, dans le même vase, du son, du gâteau et du sable... C'est ainsi qu'Aristote a composé sa philosophie, et Pline son herbier.

Paracelse fait ici lui-même un singulier mélange, en rapportant à la fois aux vertus naturelles des tombeaux la cause des guérisons et des pestes. Ses vues ne paraîtront peut-être pas très-orthodoxes ; on comprend combien elles étaient hardies, à une époque où les cadavres étaient entourés du plus grand prestige, où l'on croyait au vampirisme, c'est-à-dire à la puissance qu'ils avaient de venir sucer le sang des vivants, et à la cruentation, c'est-à-dire à la propriété qu'ils avaient de répandre le leur en présence du meurtrier : opinions que Paracelse accepte lui-même.

Mais peut-être désirez-vous savoir par quelle force naturelle agit la momie ? — Souvenons-nous, dit Paracelse, que la partie médicale et active n'est pas celle que veulent nos yeux.

Vingt livres d'une substance se réduisent à une once de quintessence, qui est cependant la partie médicinale.

C'est pourquoi moins il y a de corps, plus il y a de vertu médicatrice (*Quo minus est corporis, eo magis virtutis in medicina*, p. 136).

Et si l'homme visible (c'est-à-dire nos préparations) peut faire une pareille réduction de vingt livres de substance à une once d'essence, combien mieux ne fera pas l'homme invisible (c'est-à-dire la force naturelle cachée dans le cadavre) ?

Le soleil, sans bouger de sa place, pénètre le verre de ses rayons ; le musc pareillement remplit une salle de son odeur. Eh bien ! la momie en fait autant.

Mais il y a des secrets qu'il faut réserver pour les siens, et qu'il ne convient pas de livrer au public.

Ainsi, bien des prodiges, réputés miraculeux ou diaboliques, sont dus aux propriétés inhérentes aux corps naturels.

Cette manière d'expliquer les effets des émanations des tombeaux est fort remarquable ; car dans ce principe : *moins il y a de corps, plus il y a de vertu médicinale*, il est impossible de ne pas reconnaître encore le germe d'un système que Hahnemann a rendu célèbre de nos jours. L'homœopathie, comme le magnétisme, se trouve indiquée dans les livres de Paracelse.

§ VI

Prophétie de Paracelse sur l'avenir de sa doctrine. — Réponse à ses ennemis. — Sa philosophie fondée sur l'observation et l'interprétation des faits. — Recherches des propriétés des simples et des spécifiques. — Rôle de la chimie.

Il est certain que partout l'invisible domine le visible ; mais c'est précisément l'art d'extraire l'invisible, de dégager l'essence, de la condenser et de l'enchaîner, qui est le point de la difficulté.

Le livre intitulé *Paragrane* (1) a pour objet de nous montrer comment il faut entendre cette extraction. Il est précédé d'une préface qui contient une sortie des plus violentes contre les ennemis de l'auteur, et une sorte de prophétie sur l'avenir de sa doctrine.

Paracelse demande, en commençant, la liberté de discussion qui convient à la majesté de la science. « Ceux-là crient seulement, dit-il, qui se sentent blessés et fragiles.... L'art lui-même ne se plaint pas, car il est inébranlable comme les fondements de la terre et du ciel.... En réponse à mes ennemis, je vais montrer les quatre colonnes sur lesquelles ma médecine est fondée, et qui sont la philosophie, l'astronomie, l'alchimie et la vertu.... Ces colonnes, il faudra que vous vous y attachiez un jour, si vous ne voulez pas passer pour des imposteurs.... Oui, vous me suivrez, toi Avicenne, toi Galien, toi Rhazès, toi Montagnana, toi Mésué ; vous de Paris, vous de Montpellier, vous Suèves, vous Misniens, vous de Cologne et de Vienne ; vous que nourrissent le Danube

(1) Tome I, p. 181-223.

et le Rhin ; vous , îles de la mer ; Italie , Dalmatie , Athènes, toi Grèce, toi Arabe, toi Israélite. Je serai votre monarque ! Vous nettoirez mes fourneaux... Mon école triomphera de Pline et d'Aristote, qu'on appellera à leur tour *caco-Pline et caco-Aristote*.... Voilà ce que produira l'art d'extraire les vertus des minéraux... L'alchimie convertira en alcali votre Esculape et votre Galien ; vous serez purgés par le feu ; le soufre et l'antimoine vaudront plus que de l'or... Que je plains l'âme de Galien !.... Ne m'a-t-on pas adressé de la part de ses mânes des lettres qu'on a datées de l'enfer ?.... Qui aurait cru qu'un si grand prince de la médecine pût mourir et s'envoler dans le *ventre* du diable (*in podicem diaboli*).

« Vous m'accusez de plagiat... Il y a dix ans que je n'ai pas lu un seul de vos livres... Ce que vous m'aviez appris s'est dissipé comme neige ; je l'ai jeté au feu de la Saint-Jean, pour que ma monarchie fût plus pure... Vous voulez me mettre en poussière... me condamner au feu... Je reverdirai, et vous serez des figuiers dèsséchés... Le ciel corrigera ses astronomes, la terre et l'eau auront de nouveaux philosophes ; la lumière de la nature retrouvera son alchimiste...

« Ce qui fait un médecin, ce sont les cures et non pas les empereurs, les papes, les facultés, les priviléges, les académies... Quoi ! parce que je guéris le mal vénérien , le plus virulent de tous les maux , qui n'épargne ni potentats ni peuples , vous me traînez dans la boue !... Vous êtes de la race des vipères, et je ne dois attendre de vous que du venin... Imposteurs !... Si je pouvais défendre ma tête chauve contre les mouches aussi facilement que ma monarchie contre vous !... Vous ignorez même les simples ; vous demandez à votre pharmacien : Qu'est ceci? qu'est cela?... Je ne vous confierais pas un chien...

« Pour ne pas hanter les cours des rois, est-ce que j'en vaux moins?... Un serment vous rend-il plus habiles!... Le public vous dément... Les boucles de mes souliers en savent plus que Galien et Avicenne... Un jour viendra où le ciel produira des médecins qui connaîtront les arcanes, les mystères, les teintures : quel rang aurez-vous alors?... Qui fera des cadeaux à vos femmes? qui leur donnera des bijoux, des colliers?...

« Vous me reprochez de perdre aussi des malades... Est-ce que je puis ramener de la mort ceux que vous avez déjà tués? ou recoller les membres que vous avez coupés?... Quand vous avez donné à un tel demi-livre de vif-argent, à tel autre une livre; quand ce vif-argent est dans la moelle, qu'il coule dans les veines, qu'il adhère aux articulations, comment réparer le mal?... Qui peut convertir toutes les prostituées?

« Vous êtes comme les chèvres : plus vous montez, plus vous êtes fiers, et vous ne voyez pas que le terrain du haut ne vaut pas plus que celui du bas... tant que vous n'assoierez pas votre médecine sur d'autres fondements (1)... »

Il est impossible de mieux sentir, que ne l'a fait Paracelse, toute l'importance et la grandeur de la réforme qu'il apportait dans la médecine, et de mieux prévoir la voie nouvelle du progrès où allaient entrer toutes les sciences. Ses prophéties, en ce qui concerne l'ascendant qu'allait prendre la chimie, n'ont

(1) Tome I, p. 181-187.

été quelquefois que trop justifiées. Les chimistes ont été au moment non-seulement de changer, mais d'étouffer la médecine, si les grandes vérités une fois acquises pouvaient jamais périr. Galien donc, et avec lui Aristote et Hippocrate, dans ce qu'ils ont de vraiment médical, sont restés inébranlables, malgré toute la fumée dont les chimistes les ont souvent noircis. On distinguera toujours la science du petit monde, pour parler comme Paracelse, d'avec celle du grand monde ; et tout en reconnaissant les nombreux liens qui unissent l'une à l'autre, on laissera à chacune son caractère propre et son indépendance.

Mais voyons quelles sont ces quatre fameuses colonnes sur lesquelles il fonde sa médecine.

La philosophie des anciens, dit Paracelse, eut une croissance rapide ; mais il lui vint des verrues et des glandes. Aristote et les siens voulurent faire une analyse ; mais l'écume gagne le haut, et le bon suc reste en bas.

Or, leur philosophie ne roula que sur l'écume avec quelque goût du bas. Ces théoriciens écumeux ne décrivirent que la superficie et les symptômes ; ils ignorèrent le fond et la racine d'où vient le fruit.

Cependant la vraie philosophie est aussi facile à distinguer que le bruit du Rhin ou que celui des tempêtes. Car enfin ce que les yeux voient, ce que nos mains touchent, notre tête le perçoit et le comprend. Eh bien ! c'est cette intelligence secrète, qui vient en nous par la contemplation de la nature, qui est la philosophie.

Mais, pour distinguer le soleil de la lune, il faut les regarder et non pas fermer les yeux. La spéculation seule n'a jamais rien fait en médecine.

Il faut donc que le médecin observe, et qu'il se voie dans tous les détails de ses membres, comme à travers une eau claire où l'on distingue le moindre cheveu ; mais qu'il se voie non-seulement lui-même, mais encore tout le monde extérieur, dont il n'est que le reflet et le miroir.

Les médecins qui n'y regardent pas font des maladies à leur fantaisie. Ils disent : Ceci est phlegme, cela mélancolie ; ils font des songes à plaisir (1).

Certainement Bacon n'a jamais mieux parlé ; évidemment la hure du sanglier traçait de bons sillons.

Mais voici ce qui est plus particulier à Paracelse.

C'est d'après le monde externe qu'il faut composer tout l'homme (*ex externo homine hominem totum compone*).

Ce qui guérit donne la mesure du mal, et quand on connaît le spécifique de l'un, on connaît la spécificité de l'autre.

Vous dites : Voilà un mal du sang, du phlegme. Mais, ô yeux de lynx, où l'avez-vous vu ?

Savez-vous bien qu'il y a autant d'espèces de sang qu'il y a de sucs et d'herbes ; que le sang végète et se repose, selon les saisons, comme le font les plantes.

La pivoine guérit seulement une espèce d'épilepsie ; le gui du chêne, une autre.

Cherchez au dehors ce qui correspond à votre mal du dedans par sa ressemblance de nature : il y a un mal de l'arsenic, un autre de l'alun. Ne dites pas une colique venteuse, mais une colique de musc, si c'est le musc qui la guérit.

Votre théorie des humeurs est si obscure qu'on ne peut ni la condamner ni l'absoudre. Les jardins vous

(1) Tome I, p. 187-190.

fourniront des noms plus commodes que vos termes exotiques.

La médecine embrasse la nature entière. Consultez le firmament, étudiez les minéraux, les vents, les esprits; puis tâtez le pouls et regardez la figure, vous connaîtrez la nature de la fièvre.

Cherchez dans tout le monde externe ce qui correspond à chacun de vos membres internes. Si vous ne savez pas comment la rouille vient au cuivre, vous ne saurez pas comment la lèpre vient à l'homme, ni comment on la guérit. Chaque objet dans le petit monde a son homologue dans le grand.

Il ne faut pas ajouter à la violette du sucre, ni mêler ensemble ce que la nature a laissé simple.

Cherchez plutôt à extraire qu'à composer, à savoir ce qu'il y a de caché en chaque objet plutôt qu'à tout confondre; trouvez les rapports de chacun de nos pores à chaque pore extérieur; comparez l'arcane à l'arcane, le mal au mal.

Qui est-ce qui voit dans les yeux? Est-ce le froid? Non. Est-ce le chaud? Pas davantage. Il y a dans chaque membre un arcane (c'est-à-dire une force spécifique).

Or, chaque élément reste ce qu'il est de sa nature. Le froid reste froid; le feu, feu; les éléments sont fixes. L'humide (l'eau forte, par exemple), a sa chaleur fixe (c'est-à-dire sa nature ardente, spécifique), qu'il est impossible de chasser par le froid physique.

L'homme a soif, parce qu'il est fait d'eau; il a faim, parce qu'il est fait de terre; il lui faut de la chaleur, parce qu'il est fait de feu; il a besoin de respirer, parce qu'il est fait d'air.

Il est donc faux que les contraires guérissent par

les contraires ; vous ne devez pas chasser l'arcane, mais au contraire aider l'arcane interne au moyen de l'arcane extérieur qui lui correspond, et, par son aide, le fortifier contre les éléments contraires qui tendent à l'abattre.

Chaque homologue externe guérit donc son homologue interne ; le mercure extérieur guérit le mercure de l'intérieur ; la mélisse, sa mélisse. Ainsi, dit Paracelse, étudiez tout par la lumière de la nature qu'allume l'Esprit-Saint, sinon c'est le diable qui vous éclaire.

Ces questions de traitement par les semblables ou par les contraires soulèvent de grandes discussions. Peut-être que la division, qui, sur ce point, partage quelques esprits, repose sur une équivoque de mots facile à éclaircir s'ils voulaient écouter réciproquement ce qu'ils entendent par semblable, par contraire et par spécificité. Il est probable qu'on guérit en donnant le semblable de ce qui manque et en ôtant ce qui est en excès. Au reste, ni Hahnemann, ni Paracelse ne sont les inventeurs de l'un ni de l'autre principe qui, reposant sur le sens commun, se trouvent tous les deux et dans Hippocrate, et dans Galien, et dans Aristote. Au fond, il faut en venir à la spécificité, qui revient elle-même à l'empirisme raisonné. Mais ce n'est pas ici le lieu d'entrer dans tous ces développements.

Remarquons seulement, au point de vue philosophique, que cette spécificité des éléments, admise par Paracelse, l'est également par Anaxagore et par Hippocrate. Ce dernier (*de la nature de l'homme*) dit qu'après comme pendant la disgrégation, le froid reste froid, le chaud reste chaud, l'humide humide ; et qu'ensuite chaque élément retourne à sa nature. On ne comprend pas comment cette spécificité a mis Bacon si fort en colère contre Paracelse, ni pourquoi il l'accuse d'avoir déchiré l'unité de la nature. Serait-ce parce que Paracelse a admis autant de principes spirituels que de forces spécifiques, et que Bacon aurait eu quelque préférence pour le système d'Epicure, qui, à la place de ces forces, admettait des atomes ?

Paracelse, d'ailleurs, reconnaît l'unité qui règne dans l'univers. Tout est un (*Omnia unum*), dit-il dans le *Labyrinthus medicorum*.

Quant à nous, nous louerons sans réserve ce novateur d'avoir poussé les médecins à faire l'analyse du monde extérieur et à trouver par l'expérience les relations qu'il a avec notre petit monde. Mais nous ne saurions admettre cet homologisme qu'il veut établir entre le petit monde et le grand ; ni que la lèpre, par exemple, soit, pour parler comme Paracelse, un arcane de même nature que la rouille, ni que celle-ci puisse guérir la première. Ce sont là des abus d'une imagination bouillante, qui, préoccupée de fourneaux et de réactions métallurgiques, voulait transporter point pour point les mêmes opérations dans la fabrique du corps vivant.

Nous devons dire encore que sa prédilection pour la recherche des simples et contre les formules composées a contribué à débarrasser l'art de cette polypharmacie, où jusqu'à trente et quarante subtances différentes entraient dans la même potion.

Armez la nature au moyen des arcanes, s'écrie-t-il encore, c'est elle qui ensuite se défendra d'elle-même.

La médecine est à nos pieds, dans nos jardins, près des malades ; par les arcanes, l'ortie devient sucre. Parce que vous ignorez l'alchimie, vous allez chercher au-delà des mers ce qui est chez vous.

« Mes adversaires spéculent ; ma spéculation, c'est l'invention, la découverte des propriétés. De là vient notre divorce. »

Combien de substances, en effet, coûteuses ou rares, la chimie n'est-elle pas parvenue à composer ou à extraire de matériaux très-communs !

Mais comment entend-il l'alchimie ?

L'alchimie, dit-il (1), c'est l'estomac extérieur qui prépare chaque chose pour son astre. Elle ne fait pas de l'or : il n'y a que des insensés qui aient cette prétention ; mais elle fait des arcanes (des essences médicinales).

La nature nous offre toutes les choses brutes, c'est à nous à les parfaire. Le boulanger, le vendangeur, le tisseur sont alchimistes, et quiconque achève une chose pour la tourner au profit de l'homme.

Quoi de plus brute que de manger de la chair crue, de se couvrir de peaux ? Il l'est autant de broyer au hasard une foule de médicaments ensemble. Il faut savoir calciner chacun d'eux, le sublimer, opérer des transmutations successives ; le sublimé d'une première opération joue le rôle de terre pour une seconde.

Comme il faut que la terre pourrisse le germe, de même il faut détruire un corps pour en dégager l'arcane (ou la force vive).

Sachez que chaque chose a sa vertu ; autre est celle des pousses, autre celle des fleurs, autre celle des fruits mûrs et non mûrs ; et chaque chose peut avoir plusieurs vertus.

Le *sambucus*, d'abord styptique, n'acquiert que par le temps sa vertu purgative, et ce qui resserre ou relâche n'est pas encore l'arcane.

---

(1) Tome I, p. 206-215.

Or, l'alchimiste est le serviteur de la nature ; où elle a fini son œuvre, il la commence, et comme il faut du temps pour qu'un germe devienne un épi, il faut du temps pour mûrir l'élixir et digérer l'arcane : l'arcane n'est qu'au bout.

Sur ce sujet, que m'apprennent Mésué et tous vos livres ? Dans vos pharmacies, les arcanes sont suffoqués par de grossiers mélanges et perdent leurs vertus.

La nature n'aime pas cette confusion. Qui a soif ne demande que du vin ou de l'eau. Ainsi, pour les maladies, préparez des arcanes (des remèdes simples, spécifiques), toute la médecine est là. Comment un pharmacien cuira-t-il les médicaments sans art ni sciences chimiques. Ils disent posséder les trésors du ciel et ils n'ont que les préparations de l'enfer ; il faut savoir ce que c'est que calciner, sublimer et mûrir.

Vous parlez de *correctifs* que vous ajoutez pour adoucir une substance. Mais corriger véritablement, c'est ôter le poison : un serpent est corrigé, quand, ayant séparé la tête et le venin, vous pouvez le donner en bouillon. Un arome masque une mauvaise odeur mais ne la détruit pas.

Séparez donc Mars et Vénus, et Saturne du soleil, s'ils sont mêlés ; pour cela, tout doit passer par le feu.

« Voilà ce que j'enseigne. N'est-ce pas le fondement de l'art ? Suis-je un hérétique ou un insensé ? Oh ! vous me suivrez, et je ne vous suivrai pas ! Ma monarchie croîtra, la vôtre périra. Quand vous me démoliriez, Théophraste luttera contre vous, même après sa mort ! »

C'est par ces idées que Paracelse opérait une immense

révolution en médecine. Combien ce Théophraste n'aurait-il pas triomphé, s'il avait vu les progrès de son école, la quinine extraite du quinquina, la morphine de l'opium, etc., et tant d'autres découvertes merveilleuses de la chimie tant organique qu'inorganique.

Quant à la quatrième colonne de la médecine, qui est la VERTU, Paracelse ne nous apprend rien de nouveau. Le médecin doit se dévouer comme un agneau victime; et il y en a qui sont loups. Il ne doit pas être avare ; mais probe, vrai, fidèle, pur, chaste, sans orgueil ni faste, sachant avant d'agir, exercé dès l'enfance, industrieux. Il doit noter chaque jour la grêle, la pluie, l'état du ciel. Mais, dit-il, les médecins actuels ne sont que des livres morts.

§ VII.

L'organe n'est que le logis des facultés. — Attractions. — Éléments quintessentiels. — Vertus merveilleuses des quintessences. — Homuncule philosophique.

Le livre intitulé *Archidoxe* (1) a pour objet de nous expliquer les *mystères du microcosme*, et la manière de séparer les éléments et d'extraire les *quintessences*. C'est le livre que ses adeptes cherchaient surtout à entendre ; il y expose les principes de ses préparations, où, comme on le dirait aujourd'hui, sa philosophie chimique.

L'homme est formé d'une partie visible qui est le corps, le sang, la chair, et d'une autre partie invisible qui habite ce corps, et qui voit, palpe et entend.

(1) Tome II, 3-40.

L'organe n'est que l'écrin, le logis de la faculté. Quand il est défectueux, la faculté déloge.

Que fait le médecin ? Il épure la maison, afin que l'esprit puisse opérer en elle.

Tout corps est, par la vertu de l'esprit, doué d'un mouvement, qui peut être de deux espèces ; ou volontaire : quand, par exemple, je dirige mes yeux où je veux ; ou attractif : c'est ainsi que la chaleur du dedans boit, par la peau, l'eau du dehors.

Comme l'encre ou comme le vin brûlant teint promptement l'eau, ainsi, et plus vite encore, l'aliment se répand dans tout le corps ; puis chaque membre le convertit à sa ressemblance, d'autant plus vite que l'aliment lui est plus analogue. De même que pour les aliments, le corps a pour les médicaments une attraction singulière ; il les transmute en ses propres membres, et il le fait d'autant plus promptement, qu'ils sont à l'état de quintessence.

Or, qu'est-ce que la quintessence ?

Toute substance est composée de plusieurs éléments différents associés.

Mais parmi eux, il y en a un qui domine les autres et qui imprime à la substance tout entière son propre caractère.

Eh bien ! c'est cet élément dominant qui porte le nom de quintessence, quand il est dégagé du mélange. Il est au sein des autres comme dans son logis ; il faut briser la maison pour l'en dégager.

L'art consiste à faire subir à la substance diverses opérations pour fixer la quintessence, après l'avoir délivrée de la boue ou gangue qui la masque. Dans une substance composée, chaque élément reste lui-même, quoique dominé par un majeur ; et, quand on a extrait la quintessence, les autres éléments ne périssent pas ; ils gardent chacun leurs propriétés spécifiques.

Ainsi, la quintessence, c'est la vie, la force, la propriété des choses ; c'est l'élément très-pur, séparé de tous les autres, qu'il teint de son unité.

Autant il y a de substances de nature différente, autant il y a de quintessences particulières.

L'essence de l'ortie, c'est ce qui nous brûle la peau ; celle du feu, l'air qui l'entretient.

Dans chaque bois, dans chaque herbe, dans chaque fleur, de même que dans chaque métal, est donc logée comme dans sa maison une essence différente, qui est la vie de la substance, et à l'égard de laquelle le reste n'est que pure crasse (*purum putum*).

Elle peut être très-petite en quantité et très-grande en qualité : un peu de fiel rend amère cent fois autant d'eau, un peu de safran jaunit une grande quantité de ce liquide.

Elle n'est pas nécessairement froide, chaude ou humide ; elle peut être plus froide que la neige, plus chaude que la flamme, sans pour cela changer de propriétés ; elle guérit non par sa température, mais par sa force intrinsèque (*vis insita*) et sa grande pureté.

Ainsi il y a des essences sans nombre, les unes narcotiques, d'autres amères, d'autres douces, etc.

Suivent les procédés pour extraire les quintessences, par sublimation, calcination, distillation, par l'eau forte et d'autres réactifs que nous n'avons pas à indiquer ici, moyens que l'art a depuis considérablement perfectionnés, mais dont plusieurs, encore usités, se trouvent décrits dans les livres de ce père des chimistes. Les procédés et les détails de ces opérations techniques seraient ici déplacés.

« Autant il y a de vertus, autant il y a de préparations différentes; et celui-là sait les fondements de la médecine qui sait préparer. »

Mais ces quintessences une fois extraites, on comprend tout le parti qu'on peut en tirer.

A chaque mal on peut opposer un adversaire qui triomphe de lui. Elles s'adressent qui à la tête, qui aux reins, qui aux os, qui aux cartilages, qui aux poumons, qui aux paralysies, qui aux hydropisies. Elles peuvent rendre la voix à l'un, la vue à l'autre, donner à un lépreux une peau toute neuve; qui sait même? rendre à une personne de cent ans la vigueur qu'elle avait à vingt ans!

Bacon avait encore une plus haute idée de la puissance de l'art, car il pensait qu'on pourrait prolonger la vie de plusieurs siècles, et Diderot était de la même opinion, si même nous n'arrivions pas tout à fait à l'immortalité terrestre!

Cette vertu par excellence, incorporelle, invisible, qu'a une chose (soit une quintessence, soit un autre objet) d'agir sur son semblable dans notre corps et de nous guérir, voilà ce qui constitue l'*arcane* ou le *mystère*, dont la secrète action est au-dessus de la connaissance humaine.

Avec son aide on pourrait changer l'âge et prolonger la vie, soit des hommes, soit des plantes.

La vie des métaux se renouvelle, ils meurent (c'est-à-dire ils perdent leur éclat, leur ductilité, leur ténacité, en s'oxydant ou en se combinant avec d'autres corps), mais ils peuvent ressusciter ensuite (on peut les dégager de leurs combinaisons et leur faire reprendre leur première vie).

L'homme ne pourrait-il pas se *rénover* de même?

Non! car nous sommes engendrés de l'être de l'homme (c'est-à-dire d'une nature spéciale, incorporelle); dès lors, notre germe une fois détruit ne revient pas.

Seulement, de même que pour un arbre, on peut renouveler, à l'aide de l'art, nos fleurs et nos fruits, nous ôter la lèpre en restaurant le sang, nous repeindre, ressusciter l'*homuncule philosophique*, le *petit homme spagirique* (c'est-à-dire l'aliment chimique de la vie), qui de *pygmée* deviendra *géant*.

La vie, comme le feu, se relève ou s'éteint, selon la liqueur qu'on lui donne. Un élément peut nous rendre ce qu'un autre nous ôte; on peut allonger les périodes de chaque âge. Mais la liqueur de vie qu'il faudrait nous donner pour vivre indéfiniment nous est inconnue. Ce qui fait le fond de la vie ne se renouvelle pas.

Quant à l'essence des plantes putréfiées, elle se cache dans la terre comme un lion fatigué après le combat; mais ensuite elle entre plus active dans le corps des plantes nouvelles... (1).

Nous terminons ici l'exposé de la doctrine de Paracelse; nous aurions pu le suivre longtemps encore dans les écrits sans fin qu'il a laissés (2). Mais l'analyse rapide que nous avons donnée de quelques-uns d'entre eux nous permet de nous faire une idée raisonnable de son système.

---

(1) *Lib. de renovat. et restaurat.*, t. II, p. 40. — *De vita longa*, 45-73.

(2) Gérard Dorn prétend que Paracelse avait écrit de deux cent soixante à trois cents traités (ou dissertations).

§ VIII

Résumé du système de Paracelse.

Résumons-le en peu de mots.

Il faut faire table rase de la médecine des écoles et de ses théories tout hypothétiques, pour reconstituer l'art d'après l'observation raisonnée de l'homme et du monde tant visibles qu'invisibles.

Toute la médecine doit être fondée sur la thérapeutique ; car le but de l'art c'est de guérir. Et le plus sûr moyen de savoir ce qui rend malade c'est de savoir ce qui guérit.

Nos maladies sont dues principalement :

A l'influence du milieu atmosphérique et des modifications plus ou moins secrètes que les astres impriment à ce milieu (*ens astrale*) ;

Aux venins qui se cachent à côté de nos aliments ou qui proviennent d'un aliment mal digéré et mal assimilé (*ens veneni*) ;

Aux écarts dans lesquels se jette spontanément la force intérieure qui préside à l'exercice naturel de nos fonctions (*ens naturale*) ;

Au pouvoir occulte (ou magnétique) qu'ont les esprits d'agir à distance (*ens spiritale*) ;

A un châtiment particulier que Dieu nous envoie (*ens Dei*).

L'homme est composé d'un corps que l'on voit et touche, d'une âme corporelle qui préside à son organisation, et d'une âme intelligente et immortelle.

Tout vice du corps consiste dans une disproportion des éléments qui le constituent, et qui sont : les principes terreux (sel) ; les principes fluides (mercure) et les agens impondérables (soufre).

Chacun de nos organes est doué d'une force digestive (d'un alchimiste), en vertu de laquelle il extrait de l'aliment les parties qui lui sont analogues et se les assimile.

Toute digestion mal faite laisse dans le corps un résidu (tartre), qui ensuite excite des paroxysmes fébriles et toute espèce d'altérations.

Il y a encore d'autres causes invisibles de maladies, qui sont :

Les transmissions héréditaires (*ens séminis*) ;

L'influence de l'imagination de la mère ;

Les émanations subtiles, quintessentielles ou miasmatiques, qui s'exhalent des corps privés de la vie apparente.

Notre corps étant une image abrégée du monde extérieur, le secret de l'art consiste à chercher quelles sont les parties de ce monde qui sont analogues aux nôtres, afin de remplacer ou de fortifier par elles ce qui est défectueux chez nous.

On y parvient au moyen de l'alchimie, qui a pour objet d'extraire de chaque corps sa substance essentielle, sa vertu spécifique, dominante, sa *quintessence*.

L'alchimie nous découvre une foule de remèdes spécifiques inconnus jusqu'ici, et dont chacun guérit une espèce particulière de maladie. Il indique lui-même une infinité de ces remèdes et de ces préparations.

Toutefois en offrant un médicament au corps, nous ne guérissons point par une action directe ; nous ne faisons qu'armer la nature, qui seule est médicatrice et dont nous ne sommes que les ministres.

Voilà quelles sont les idées fondamentales du système de Paracelse. Elles ne lui appartiennent pas en entier ; comme tous les novateurs, il s'est aidé des travaux de ses devanciers et des opinions qui commençaient à germer alors de tous côtés. Mais il a compris toute la portée de ces idées ; il les a étendues en un vaste système, et produites au grand jour avec cette audace indomptable qu'inspire à quelques génies vigoureux un sentiment profond de la vérité.

Au point de vue physiologique, il y a eu dans Paracelse une erreur capitale, qui lui est commune avec beaucoup de savants anciens et modernes. Cette erreur, c'est d'avoir voulu confondre sous les mêmes lois la nature organique et l'inorganique, et de leur avoir appliqué les mêmes règles. Préoccupé de ses connaissances chimiques, séduit par les applications heureuses qu'il en faisait au corps vivant, et, sans doute aussi, par les idées des alchimistes et des astrologues de son temps, il a cru que notre corps, ou notre petit monde, comme il l'appelle, est de point en point le représentant, l'abrégé ou la miniature du grand univers ; que leurs membres, ou leurs astres, comme il le dit encore, sont en tout homologues : en sorte qu'en connaissant les lois physiques et chimiques du grand monde, on pourrait connaître toutes celles du petit.

De là tant de rapprochements monstrueux ou bizarres : la mer qui mange et digère ; l'aimant qui se nourrit de la limaille de fer ; les métaux qui sont vivants et pourvus d'esprits ; les astres envoyant aux hommes : l'un, les émanations du fer ; l'autre, celles du plomb ; l'autre, celles de l'étain ; et, d'autre part, la lèpre, les ulcères et les érosions de la peau, assimilés à des phénomènes purement chimiques, à l'érosion des métaux par les acides, à la rouille qui les recouvre.

Paracelse a donc poétisé, pour ainsi dire, le monde inanimé, en lui attribuant toutes les facultés des corps vivants, et le langage tout métaphorique dont il se sert pour peindre la nature donne encore plus de relief à cette espèce de mythologie. D'autre part, il a transformé le corps vivant en une espèce de laboratoire de chimie, où les divers organes, comme autant d'alambics, de fourneaux, de cornues et de réactifs, distillent, calcinent, macèrent, subliment et transmutent la matière alimentaire.

Doit-on blâmer avec trop d'amertume cet impétueux alchimiste d'avoir vu le corps vivant avec les yeux de sa science, et d'avoir trop fait peser sur la médecine le lourd poids de ses métaux? Galien ne l'avait-il pas gâtée de même en transplantant point pour point, dans le corps vivant, la théorie des quatre éléments de la physique ancienne, qui engendraient ni moins ni plus les quatre humeurs et les quatre tempéraments, le tout relevé par la métaphysique assurément bien subtile d'Aristote? Plus tard, les mécaniciens ne sont-ils pas venus à leur tour mesurer tout le corps vivant au compas, n'y voyant que jeux de cordes, de pistons et de pompes; de même que d'autres physiciens de nos jours n'y ont vu que l'endosmose, le magnétisme ou l'électricité?

Chaque progrès scientifique apporte à la médecine son contingent; quelquefois en jetant sur elle son appoint, elle en ébranle l'édifice. Mais il faut accepter toutes les coopérations, en tâchant de les ramener à l'unité de construction.

La gloire de Paracelse c'est d'avoir vigoureusement

secoué le joug d'une vieille école fondée sur des hypothèses physiques surannées ; d'avoir rappelé les médecins aux études expérimentales, et ouvert une large carrière aux alchimistes qu'il convertit en chimistes. En leur proposant la découverte de nouveaux remèdes pour objet principal de leurs recherches, il devint le père de l'école chimique médicale moderne. Ce furent ces nouveaux médicaments qui firent surtout la fortune de son école ; car, après tout, on se range du côté de celui qui guérit.

Aux théories humorales, où tout médicament était simplement ou chaud ou froid, ou sec ou humide, il substitua la doctrine de la spécificité des actes vitaux de chaque organe d'une part et de chaque agent externe de l'autre ; il ouvrit à la thérapeutique des voies nouvelles et des perspectives inconnues avant lui.

On comprend que Bordu ait appelé Paracelse *le plus fou de tous les médecins et le plus médecin de tous les fous.* En effet, si d'un côté ce capricieux théoricien se livre souvent à tous les entraînements d'une imagination débordée, d'autre part il est observateur profond de la nature et il met au grand jour des vérités médicales du premier ordre.

Sans doute, il extravague quelquefois, et selon les habitudes des savants de son époque, il fait des excursions en tout sens ; il parle de tout à propos de tout, et cela dans les objets de détail comme dans l'ensemble. Tout ce qui s'offre à sa tête ardente il l'écrit aussitôt, sans règle ni frein, avec des figures tantôt vives et poétiques, tantôt obscures et grossières. Comme ce sanglier auquel Bacon le compare, il s'irrite, il entre en fureur et s'agite en tous sens, mais ses pas sont très-souvent marqués par des jets de vive lumière.

Malgré ses défauts, Paracelse conservera sa place parmi les hommes les plus illustres de son temps. Il restera, comme il s'appelle lui-même, le monarque des *arcanes*, monarque barbare, si l'on veut, mais véritablement fondateur. Nous allons voir comment se transforma sa monarchie, sous l'impulsion d'un autre novateur.

Foix, typographie et lithographie Ve Pomiès.

www.ingramcontent.com/pod-product-compliance
Ingram Content Group UK Ltd.
Pitfield, Milton Keynes, MK11 3LW, UK
UKHW020955180726
13838UKWH00003B/1339